临床推理——从入门到实践

ABC of Clinical Reasoning

原　著　[英] Nicola Cooper

[英] John Frain

主　译　兰学立　向　阳

译　者（按姓名汉语拼音排序）

江宜蓁　香港中文大学 / 香港生物科技研究院

兰学立　北京大学航天临床医学院

连思晴　厦门长庚医院

向　阳　复旦大学附属华山医院

北京大学医学出版社

LINCHUANG TUILI——CONG RUMEN DAO SHIJIAN

图书在版编目（CIP）数据

临床推理：从入门到实践：原书第 1 版 /（英）尼古拉·库珀（Nicola Cooper），（英）约翰·弗莱恩（John Frain）原著；兰学立，向阳主译 . —北京：北京大学医学出版社，2022.1（2023.9 重印）

书名原文：ABC of Clinical Reasoning

ISBN 978-7-5659-2527-6

Ⅰ. ①临… Ⅱ. ①尼… ②约… ③兰… ④向… Ⅲ . ①诊断学 Ⅳ . ① R44

中国版本图书馆 CIP 数据核字（2021）第 237644 号

北京市版权局著作权合同登记号：图字：01-2021-5043

ABC of Clinical Reasoning
ISBN 9781119059080
Copyright © 2017 by John Wiley & Sons, Ltd.

All Rights Reserved. Authorised translation from the English language edition published by John Wiley & Sons Limited. Responsibility for the accuracy of the translation rests solely with Peking University Medical Press and is not the responsibility of John Wiley & Sons Limited. No part of this book may be reproduced in any form without the written permission of the original copyright holder, John Wiley & Sons Limited.

Simplified Chinese translation copyright © 2022 by Peking University Medical Press.

All rights reserved.

临床推理——从入门到实践

主　　译： 兰学立　向　阳
出版发行： 北京大学医学出版社
地　　址：（100191）北京市海淀区学院路 38 号　北京大学医学部院内
电　　话： 发行部 010-82802230；图书邮购 010-82802495
网　　址： http://www.pumpress.com.cn
E-mail： booksale@bjmu.edu.cn
印　　刷： 北京信彩瑞禾印刷厂
经　　销： 新华书店
责任编辑： 赵　欣　**责任校对：** 靳新强　**责任印制：** 李　啸
开　　本： 787 mm×1092 mm　1/16　**印张：** 6.5　**字数：** 163 千字
版　　次： 2022 年 1 月第 1 版　2023 年 9 月第 2 次印刷
书　　号： ISBN 978-7-5659-2527-6
定　　价： 59.00 元
版权所有，违者必究
（凡属质量问题请与本社发行部联系退换）

原著者名单

Maggie Bartlett
MBChB FRCGP MA (medical education) SFHEA
Senior Lecturer in Medical Education, Keele School of Medicine, UK

Nicola Cooper
MBChB FAcadMEd FRCPE FRACP
Consultant Physician and Honorary Clinical Associate Professor,
Derby Teaching Hospitals NHS Foundation Trust and Division of Medical Sciences and Graduate Entry Medicine, University of Nottingham, UK

Pat Croskerry
MD PhD FRCPE
Director, Critical Thinking Program, Division of Medical Education, Dalhousie University, Canada

John Frain
MBChB MSC FRCGP DCH DGM DRCOG PGDipCard
General Practitioner; Director of Clinical Skills, Division of
Medical Sciences and Graduate Entry Medicine, University of
Nottingham, UK

Simon Gay
MBBS FRCGP MSc MA (medical education) SFHEA
Senior Lecturer in Medical Education, Keele School of Medicine, UK

Martin Hughes
MBChB BSc MRCP FRCA FFICM
Consultant in Anaesthesia and Intensive Care Medicine, Royal Infirmary, Glasgow, UK

Steven McGee
MD
Professor of Medicine, University of Washington
General Medical Service
Department of Veterans Affairs Medical Center, Seattle, WA, USA

Graham Nimmo
MBChB BSc MD EdD FRCP(Edin) FFARCSI FFICM
Consultant in Intensive Care Medicine and Clinical Education
Western General Hospital, Edinburgh, UK

Sian Powell
MBChB MRCP MRCGP MA (Clin Ed)
GP and Course Lead for Year 6 General Practice Student Assistantship,
Department of Primary Care and Public Health, Imperial College School of
Medicine, Charing Cross Hospital, London, UK

Ana L. Da Silva
PhD AFHEA
Lecturer in Medical Education, Swansea University Medical School, Swansea, UK

译者前言

临床思维是医务人员的核心能力，是医疗质量的重要保障，临床思维能力的培养也是临床教学的重点和难点。在传统的教学模式中，医务人员的临床思维大多是在潜移默化的师生临床互动中形成的，总有种“只可意会，不能言传”的感觉。目前国内的临床思维教学也大多停留在感性和个性化的层面，学生临床思维的养成往往取决于个人的“悟性”，很难达到培养同质化的目标。尽管很多临床教师会在带教过程中努力做临床思路示范和诊疗规范讲解，但并没有形成一个完整的思维教学体系。

近年来，随着岗位胜任力导向的医学人才培养目标的提出、问题导向学习（problem based learning，PBL）理念的建立、形成性评价方法的运用，临床教学的重点从单纯知识、技能的讲授，逐渐拓展到临床思维、医学人文、职业精神、团队合作、自主学习等相关能力的培养。当下，只培养一部分优秀的医疗专业人才已无法满足医疗卫生健康事业的需求，如何培养具备成熟临床思维的医学人才已经成为毕业后教育的一项核心目标，给临床教学带来了挑战。

在传统教学中，培养临床思维的主要方法是基于案例的学习，如教学查房或病例讨论等，教师多采用启发式或临床推理示范等教学方法。教师在思维相关教学中大多以模式识别讨论为主，少有逻辑思维的训练；重点关注疾病诊疗相关知识的讲解，少有对学生思维特点的观察和评价。

随着 20 世纪 90 年代认知心理学的蓬勃发展，人们对“人如何思考”的认识不断深入。在此基础上，围绕着认知模式的临床思维教学方法的探索和研究在西方国家也得到了广泛开展。包括认知心理学、统计学、人类工程学、循证医学等相关学科的发展为临床思维教学奠定了理论基础。基于上述理论，教师能够更好地认识推理过程中存在的问题，对学生的临床思维进行剖析，特别是对元认知的理解，有助于启发学生反思和思维的培育。

以往的教学经历让我们深刻认识到理论基础对于临床思维教学的重要性，于是产生了翻译本书的想法。本书编写团队主要由英国诺丁汉大学、NHS 基金会德比教学医院等几所医学院校长期从事诊断学和临床推理教学的医学教育专家组成。与以往大多以经验总结和临床案例分析的临床思维类书籍不同，本书围绕临床医学的特点与人类认知的特征展开对临床思维深层次的探究，包括临床推理的基本概念、认知心理学原理（认知模式、认知偏差、人为因素、元认知等）以及临床推理模型等，全方位地阐述了临床思维的科学原理，同时又通过基于证据的信息获取与解读、贝叶斯定理、循证医学工具的运用等内容的讲解，在临床推理实践层面具有一定的指导意义。本书最后一章推荐了几种较为实用的临床推理教学方法，并对螺旋式课程做了深入的阐述，对于临床思维实践教学具有一定的借鉴价值。

书中涉及的许多理论对于国内的医务人员来说是陌生的，对于部分临床老师也是陌生的，因为国内大多数临床教学实践中并不依赖这些理论。但是，这些理论对于理解临床思维以及临床思维教学是非常有价值的。由于东西方文化基础和思维方式的差异，建议大家在阅读过程中，充分理解其背后的原理并批判性地接受其中的方法，不完全模仿或照搬。例如对于贝叶斯定理的理解，包括对原有信息的分析判断、形成假设（验前概率），理解每一个新获取的信息对于疾病诊断的价值（似然比），随着信息的变化对疾病发生概率的调整（验后概率），而不是关注具体数值的计算。

如何将书中的理论与临床教学实践相结合，如何将国内的教学传统与认知心理学相结合，如何突破思维呈现、思维评价、思维分阶等临床思维教学的难点，摸索一套实用的临床思维教学方法，是我们未来需要探索和共同努力的目标。也希望国内同道能够充分发挥各自院校的教学传统优势，形成各具特色的临床思维教学模式。我们相信随着临床思维教学的百花齐放、百家争鸣，终将构建出适合我国国情的临床思维培养体系，进而提升广大临床教师的思维教学能力，促进青年医务人员思维能力的成长！

翻译过程中，我们在尊重作者原意的基础上，结合了国内同行对临床思维的传统认识和表述习惯，部分内容采用了意译的方式。由于学识有限，理解上可能存在一些偏差，不当之处希望得到大家的批评指正！

兰学立　向　阳

2021 年 11 月

原著前言

优秀的临床医生不仅仅需要掌握丰富的专业知识、精湛的技术，思维方式、推理能力和决策力也是至关重要的。尽管院校教育和毕业后教育对临床专业知识和技能已有了较为完善的教学体系和评价标准，但却很少提供临床推理或临床决策方面的综合训练。然而，这一点又是非常重要的，有研究表明，诊断错误在临床中是很常见的，并且会对患者造成伤害。诊断错误有多种原因，其中最常见的原因——约占全部误诊病例的 2/3——是没有对已有信息做出综合分析导致的判断错误。虽然其中一些是由于知识掌握不充分造成的，但更多的则是源于临床推理存在的漏洞。

临床推理涵盖诸多元素，本书主要介绍基于证据的临床技能、诊断试验的运用与解释、认知心理学，包括元认知（对思维过程的思考）和人为因素。本书旨在为个人或医疗机构提供临床推理入门课程。

临床推理的学习并不仅限于临床医生，本书也考虑到了高级实践护士和其他临床从业人员的需求，并且尽量使用“医务工作者”而不是“临床医生”这个词。

临床推理与各个专业的临床工作都息息相关，从全科到外科再到重症医学科。虽然临床推理的某些概念我们并不陌生，但随着认知心理学的发展和对患者安全需求的提高，意味着有许多医务工作者可能对临床推理的某些原理并不熟悉。

由于篇幅所限，本书只介绍临床推理涉及的部分内容，为便于读者进一步学习，每一章都附带了推荐阅读。我们还在本书最后提供了一份推荐书籍、文章和网站的列表，供读者对临床推理进行深入的学习和探索。

我们非常高兴撰写和编辑本书，并希望广大读者能够喜欢并使用它！

Nicola Cooper，John Frain

目　录

第 1 章

临床推理概述

Nicola Cooper[1, 2]，John Frain[2]

[1] NHS 基金会德比教学医院

[2] 英国诺丁汉大学

本章要点

- 临床推理是指与临床实践相关的思考和决策过程。
- 临床推理的核心要素包括：基于证据的临床技能、诊断试验的运用与解释、认知偏差的理解、人为因素、元认知（对思维过程的思考）、以患者为中心的循证医学。
- 诊断错误很常见并且会对患者造成伤害，在诊断错误中，推理错误是最主要的原因。
- 合理的临床推理直接关系到患者安全和医疗质量。

导语

本书共同作者 Pat Croskerry 教授认为，那些能够及时做出正确诊断并且为患者提供最佳治疗的临床医生，通常具备两种特质：渊博的知识和较强的决策力。目前，院校教育阶段和毕业后教育阶段讲授临床知识和培训临床技能的课程很多，但是临床决策相关课程却很少。分析、推理和决策是医生的核心能力，缺乏相应的课程是医学教育的一个缺陷。

本书涵盖了临床决策（临床推理）的核心要素。这不仅适用于临床医生自学，同时也可以作为临床推理入门的教材，其中在第 9 章我们专门介绍了院校教育与毕业后教育中临床推理相关的教学方法。本章重点是介绍临床推理的概念、意义以及基本要素。

什么是临床推理？

临床推理是指临床实践中思考和决策的过程。根据 Schön 的理论，这涉及医生对于患者 / 患方所处状况的理解以及相应问题的解释与推理。即医生根据现有的临床信息，包括病史（有时是多种来源）、体格检查和辅助检查结果，在存在诸多不确定因素的情况下，与他人共同做出决策的能力。临床推理还包括选择适当的治疗（或不治疗）以及医患共同决策。框 1.1 给出了临床推理的定义。

> **框 1.1 临床推理的定义**
>
> “临床推理包括一系列推理策略：将不同的信息建立关联并进行综合分析，进而形成一个或多个诊断假设，权衡诊断试验与治疗的风险和获益，制订合理的诊疗计划。具体包括做出诊断假设、收集和评价临床信息、选择诊断试验、评价试验结果、做出一系列诊断，以及权衡治疗方案利弊等一系列过程。上述思维能力的教学，即使对于非常优秀的临床教师，也是一项具有挑战性的工作。”
>
> 引自：Kassirer JP and Kopelman RI. *Learning clinical reasoning*，1st edn. Williams & Wilkins，1991.

图 1.1 呈现了本书中临床推理所涵盖的基本要素，这些要素的基础是基础医学与临床医学的知识。病史采集和体格检查常常是临床推理的关键，因此临床技能，特别是沟通技巧至关重要。临床推理的另一个要素是合理选择诊断试验以及解释诊断试验结果，遗憾的是这方面的系统教学常常会被忽略。其他因素包括对认知心理学的理解——人类大脑是如何做决策的？受哪些人为因素的影响？我们常常忽略了潜意识导致的认知偏差和错误，这些都是我们在日常思考和决策中容易出现的问题。元认知（对思维过程的思考）是一种重要的能力，既可以学习，也可以培养。首先要理解我们是如何思考的，我们的思考和决策存在哪些缺陷，以及如何规避这些缺陷。最后要强调的是，做出诊断并不意味着临床推理的结束。以患者为中心的循证医学和医患共同决策（在第 8 章探讨）也是临床推理的要素之一。

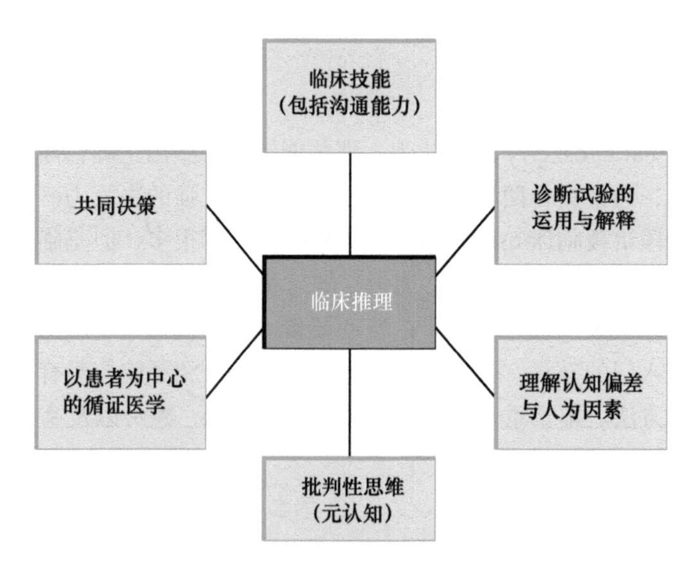

图 1.1 临床推理所涉及的要素

临床推理是一个尚未被完全理解的复杂过程。近些年来，随着对人类认知系统的深入研究，医生们才开始重新审视自身的思维过程。认知心理学的发展为我们提供了一系列临床推理模型。尽管临床推理常常是医生独立思考的过程，但它的应用往往是在团队和特定情境中完成的，如图 1.2 所示的“问题空间”[①]。我们往往没有意识到，这些不同的情境或观点常常会影响个人的推理过程。

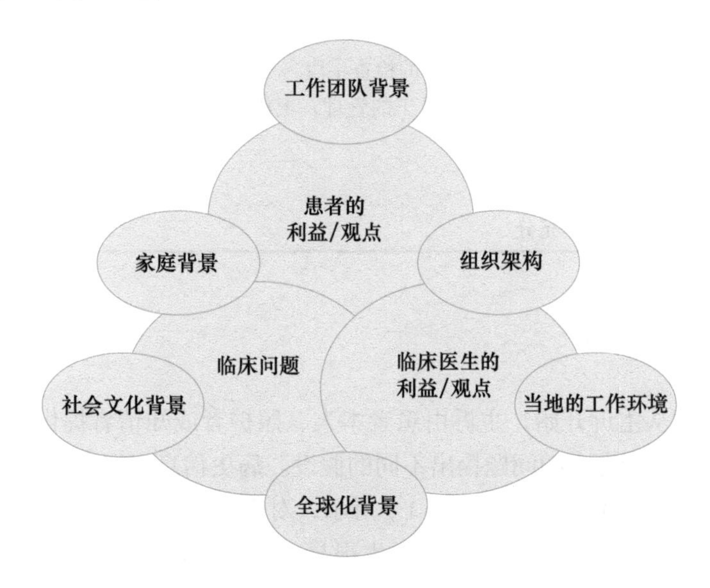

图 1.2 多个问题空间中的临床推理：影响临床决策的因素

引自：Higgs J，Jones MA，Loftus S，Christensen N（eds），*Clinical Reasoning in the Health Professions*，3rd edn. Elsevier，2008. Reproduced with permission of Elsevier.

临床推理的意义

大量的研究表明错误诊断在临床中是很常见的，这也说明了临床推理的重要性。基于多种统计学方法的估算，误诊率为 10% ～ 15%，其中急诊、内科和全科的误诊率最高且无统计学显著性差异。来自哈佛大学医学院的临床研究发现，在医疗不良事件中，诊断错误比其他类型的错误更有可能导致严重后果。在美国，误诊和手术事故已经成为目前医疗索赔的最主要原因。

误诊的原因有很多，可以归为三大类（表 1.1）。初步估计 2/3 误诊的根本原因都与推理错误有关，最常见的原因是对已获取的临床信息缺乏合理的综合分析。这意味着，临床推理与医疗质量及患者安全密切相关，由此可见，临床推理应该成为临床教学的重点。

① “问题空间”是指在解决问题时对面临的任务、环境的内部表征，由对所要解决问题的认知状态构成。——译者注

表 1.1 诊断错误的根本原因类型

分类	举例
无过错	疾病的罕见表现 信息缺失
系统问题	技术方面，例如缺少必要的检查手段 组织方面，例如对初级员工的管理、工作流程不完善，工作量过于繁重以致无法完成
认知错误	信息获取遗漏或错误 临床推理不充分

病史与体格检查

临床推理通常从主诉开始，主诉由患者本人、照护者或知情者提供。在这个过程中，临床医生针对目前可能存在的问题提出不同的假设。病史信息可以产生大量的假设，随着检查的深入，假设范围不断缩小。如图 1.3 所示，对于主诉为“呼吸困难”的患者可以产生的鉴别诊断非常宽泛。有经验的临床医生很早就提出假设，并且能够针对性地询问病史，从而获得对假设的验证。随着临床检查的不断深入，阳性或阴性结果会逐渐缩小鉴别诊断的范围。尽管在本书第 3 章会做具体解释，但真实的临床推理过程并非像我们想象的那么容易。

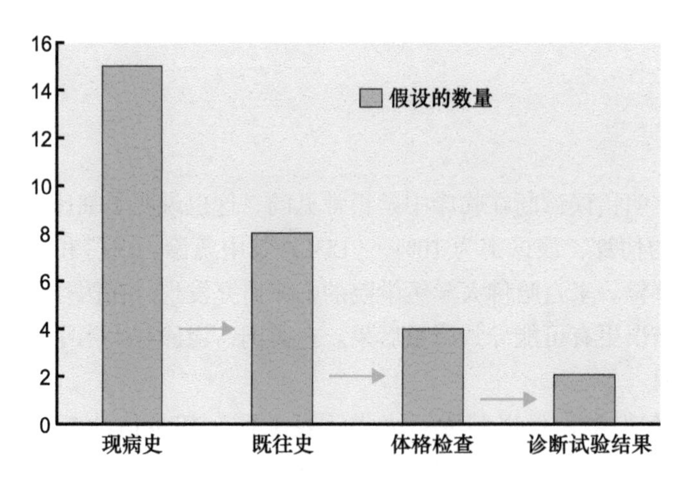

图 1.3 诊断过程中诊断假设数量的变化

引自：Sox HC，Higgins MC，Owens DK. *Medical Decision Making*. Wiley-Blackwell，Oxford，2013. Reproduced with permission of John Wiley & Sons，Ltd.

虽然医学生学习了一些采集病史和体格检查的技巧，但却很少强调基于证据和情境获取信息的思维。我们会基于病史和体格检查做出许多假设，相关问题将在第 2 章中进一步探讨。

概率与诊断试验

信息收集可以在数秒钟迅速完成（如在急救室），也可以在一段时间内完成（如在门诊）。获取信息后，临床医生必须决定是立即治疗、继续收集信息还是观察病情变化。这个决策受许多因素的影响，如诊断概率 / 发生比、治疗风险与获益、检查及治疗的条件、患者意愿等。诊断概率 / 发生比（即量化的不确定性）是临床推理的关键因素，从开始（病史询问）到结束（讨论某一特定治疗的利弊）无处不在。概率和发生比的定义见框 1.2。

框 1.2　概率的定义

概率是一个介于 0 ～ 1 的数字，用于量化某事物存在或将要发生的可能性。

- 如果我们肯定它存在，概率是 1.0。
- 如果我们肯定它不存在，概率则是 0。

确定性在医学中是罕见的。在真实的临床工作中，某些事情存在或将要发生的概率介于 0 ～ 1.0。概率的另一种表达方式是发生比，是指某物存在的概率与不存在的概率的比值。

$$发生比 = \frac{p}{1-p}$$

如果某事物存在的概率是 0.67，那么发生比是 0.67/0.33，或表述为 2∶1。

Sox 等（见“推荐阅读”）阐述了临床决策中最基本的思维法则，那就是对新信息的解释取决于你之前的信念。换句话说，对诊断试验结果的解释取决于在进行诊断试验之前疾病的诊断假设。他们甚至说：“一旦接受了这个法则，你的推理就会变得不一样。”这一法则再次强调了获取信息能力的重要性，也就是说病史采集和体格检查的技能对于临床推理是至关重要的。

临床医生经常会随意选择诊断试验，主要因为不理解概率或从试验中获得信息的价值。诊断试验虽然不会给出明确的结果，但会改变推理中某一特定疾病存在或不存在的概率。当然更为常见的是，一项试验结果对疾病发生可能性（概率）的影响会比我们想象的小得多。

例如，CT 血管造影诊断缺血性肠病是一个很好的检查手段，它的特异性为 94%，敏感性为 93%，这种高敏感性和特异性的结合是罕见的。但即便是这样，如果我们对缺血性肠病高度怀疑（假设验前概率为 80%），那么 CT 血管造影的阴性结果会将缺血性肠病诊断的可能性降低到 20%，但绝不是零。

通过肺功能检查诊断慢性阻塞性肺疾病（chronic obstructive pulmonary disease，COPD）已经被广泛应用，该试验的敏感性为 92%，特异性为 84%。如果我们认为一个持续喘息并长期大量吸烟者患有 COPD（假设验前概率为 90%），肺功能检查结果阴性，仍然有 46% 的概率患有该病。如果检查前诊断不确定（比如 50% 的验前概率），那么肺功能检查阳性结果的验后概率为 85%，阴性结果的验后概率为 9%。

总之，对新信息的解读和我们前期对信息的分析及判断息息相关。敏感性、特异性、验前和验后概率等概念将在第 3 章进行更深入的探讨。

临床推理的人为因素

即便我们掌握了丰富的专业知识和临床技能，临床推理仍会出现问题，因为推理过程会受到人为因素的影响，第 4、5 和 6 章将会对该问题做进一步的探讨。这不是智力或记忆力的问题，人的大脑天生就会忽略一些显而易见的东西，做出不存在的推理，然后直接得出空想的结论。另外人脑也并不擅长于估算概率。临床医生当然无法避免这些人类认知固有的特质。心理学家 James Reason 在他的《人为错误》（*Human Error*，剑桥大学出版社，1990）一书中是这样阐述的，“我们某些认知错误类型的倾向，是为人类非凡的直觉思维和快速行动力所付出的代价——人脑对感官的信息进行直观而快速的反应，而不是花费大量的时间试图推理出各种可能的状况”。

人类有一种快速、基于模式识别的决策方式，还有一种缓慢、基于假设和分析的决策方式，通常被分别称为直觉型和分析型决策。心理学和其他学科已经探索了这种“两类思维假说”，或称“双重认知理论”，相关内容将在第 4 章做进一步阐述。

思考本身就是容易出错的，没有人可以成为例外。这种错误不是随机发生的，而是在同一个方向犯系统性错误，这使得某些错误在一定程度上是可以被预测的。即使是高智商的人也会陷入同样的认知误区或偏差，Croskerry 将这些认知倾向称为在特定情境下以特定方式做出的反应，第 5 章将进一步探讨认知偏差。

我们需要从系统的角度来分析人为因素的相关问题。研究表明，人为因素导致的错误通常是可以预测的，而且往往会以某种方式重复出现。医疗工作的系统、流程以及团队内部的沟通方式可以降低错误的发生，也会增加“等待事故发生”的机会。不必要的复杂过程、疲劳和认知负荷过重都会影响人类的认知系统。第 6 章将进一步解释这些“情感偏见”和人为因素对认知的影响。

如何应对人类认知的错误倾向呢？我们将在第 7 章探讨元认知（对思维过程的思考）和认知纠偏。在第 8 章中讨论如何使用指南、评分和决策辅助工具，这是一个越来越受关注的领域，旨在改善临床决策和医疗质量。最后，第 9 章将会探讨如何在院校教育和毕业后教育中设置临床推理培训课程。

临床推理对患者的重要性

毋庸置疑，诊断错误必定会对患者造成伤害，但在发达国家人们越来越关注另一个问题，即不必要的检查和过度诊断所造成的危害。过度诊断指的是，那些没有相关症状并且最终不会出现症状或影响生命的疾病诊断。导致过度诊断的因素有很多（框 1.3），但一个主要原因是越来越多的高敏感性检查在临床中的广泛应用。

框 1.3 过度诊断的影响因素

所谓通过筛查检测出的“假性疾病”是指没有症状，并且永远不会出现症状或影响生命的疾病。具体原因如下：

- 检查敏感性的增加。
- 影像扫描技术的广泛应用——有研究显示，无症状者接受头部或身体其他部位扫描偶然发现异常的概率高达 40%，这些永远不会对其造成伤害的“疾病”常常会导致焦虑并进一步做一些不必要的检查。
- 扩大疾病的定义，或降低治疗的阈值。例如：
  - 慢性肾病
  - 高胆固醇血症
  - 注意缺陷多动障碍
- 文化因素——过度医疗化、医生对治疗的认知偏差（做点什么总比什么都不做好）、对患者投诉的恐惧等。
- 个别临床医生对诊断试验和干预措施缺乏理解。

引自：Moynihan R. Preventing overdiagnosis：how to stop harming the healthy. *BMJ* 2012；344：e3502.

一项针对 100 多万名医疗保险患者的调查发现，对于专家们认为无意义的 26 项检查或治疗（Shwarz A，Landon B，Elshaug A et al. Measuring low value care in Medicare. *JAMA Intern Med* 2014；174：1067-76），包括晕厥时的头颅影像学检查、无症状患者的颈动脉疾病筛查，以及无危险信号腰痛的脊柱磁共振成像检查等，每年有 25% 以上的患者接受了至少一种的上述检查或治疗。另有研究显示，至少有 20% 的医保支出是不必要的（参见推荐阅读），这种浪费对患者本人以及医疗行业必将产生巨大的影响。

尽管本书的主要内容是技术层面的，但还要特别关注在第 1 章所陈述的另一个重要的临床推理元素——对人的理解。人不是机器，他们呈现的是个人的故事和背景，包括心理、社会和精神方面的因素，这些会对疾病和健康产生重大影响，这一点是临床医生需要考虑的。图 1.2 解释了临床推理是如何在具体情境下发生的，其中一个例子反映了医生和社会“医疗化”倾向的问题。有研究表明，当一个人经历人们都会经历的创伤、焦虑和情绪低落，却给其贴上疾病的标签时，可能真的会导致疾病的发生。框 1.4 给出了一个例子。医学常常被理解为艺术与科学的结合体，因为它是一门非常人性化的实践科学。许多研究表明，有效的医患沟通和“全人照护”有利于改善患者的健康状况。

框 1.4 “医疗化”趋势带来的影响

两位患者出现了相似的症状。他们身体的多个部位（如一侧脸、手臂或手）出现短暂麻木，这让他们感到极大焦虑。他们分别看了两位不同的医生，而这两位医生接受过不同的培训，具有不同的关注点和视角（图 1.2），这导致两位患者的诊疗结果也大不相同。

第一位患者讲述了他的经历。就诊结束时，第一位医生说：“好的，你要么是偏头痛，要么是多发性硬化症，我们会给你做个磁共振扫描，然后告诉你结果。”他没有接到进一步复诊的预约，

续框

在等待磁共振扫描结果的这段时间，焦虑和上述症状又加重了。

第二位患者同样讲述了她的经历。第二位医生意识到这些症状在紧张和压力下很容易出现，并不符合任何神经系统器质性疾病的表现。于是这位医生对患者说："我看到很多人有这些症状，通常是因为他们工作太努力、睡眠不足或者压力太大。尽管自己可能没有意识到有压力，但身体已经发出了警告。告诉我，你最近的日程安排和生活中发生了些什么？"患者的丈夫会意地看着她，回应确实有很多来自工作、生活的压力。这位医生同样安排了磁共振扫描，同时建议患者改变生活方式，她的症状也随之消失。

最后，两位患者的磁共振扫描结果均正常。

良好的解释和沟通会达到更好的效果，患者会更容易遵从医嘱，按时复诊。

总结

培养高效的临床推理能力需要数年时间。一方面是因为临床知识是有效临床推理的基础，而这需要长年累月的学习才能获得。另一方面，正如第 9 章（临床推理教学）将阐述的那样，培养专业技能还需要一些其他关键步骤，例如指导、刻意练习和反馈。如果我们能不断提高认识，如什么是临床推理、为什么它很重要、核心要素是什么、如何进行教学，我们就能培养出更优秀的医生，他们将会是更好的决策者，最终为患者提供更有效的帮助。

推荐阅读

Berwick D and Hackbarth A. Eliminating waste in US healthcare. *JAMA* 2012; **307**(14):1513–6.

Graber ML. The incidence of diagnostic error in medicine. *BMJ Qual Saf* 2013; **22**:ii21–ii27.

Leape LL, Brennan TA, Laird NM et al. The nature of adverse events in hospitalized patients: results of the Harvard Medical Practice Study ll. *N Engl J Med* 1991; **324**:377–84.

Neale G, Hogan H, Sevdalis N. Misdiagnosis: analysis based on case record review with proposals aimed to improve diagnostic processes. *Clin Med* 2011; **11**(4):317–21.

Schön DA. *The Reflective Practitioner: How Professionals Think in Action*. New York: Basic Books, 1983.

Sox HC, Higgins MC, Owens DK. *Medical Decision Making*, 2nd edn. Oxford: Wiley-Blackwell, 2013.

第 2 章

基于证据的病史采集与体格检查

Steven McGee[1]，John Frain[2]

[1] 华盛顿大学

[2] 美国西雅图退伍军人医学中心事务部，英国诺丁汉大学

本章要点

- 基于证据的信息获取可以帮助临床医生快速识别症状和体征，进而做出精确的诊断。
- 临床医生需要从病史中识别出关键症状，同时考虑疾病的自然病程和患者的背景。
- 似然比是评估诊断准确性的最佳参数，易于理解和应用。
- 通过基于证据的信息获取和似然比的运用，临床医生会更高效、更自信和更准确地做出诊断。

导语

基于证据的病史采集和体格检查是处理临床信息的特定方法，通过收集来自临床的所有信息，将其与公认的诊断标准进行比较，快速识别有价值的信息，进而做出最准确的诊断。

大约 80% 诊断的提出来自病史。尽管医学技术在不断进步，但这一比例一直保持不变。采集病史的目的是做出涵盖诊断的鉴别诊断，它既要足够宽泛，又要相对集中。然后通过适当的体格检查、辅助检查进一步缩小诊断范围。病史是一组丰富的临床信息（图 2.1），医生要以患者为中心，通过开放式问题和倾听获取详实的信息。正如 Osler 的格言："认真倾听患者，他会告诉你诊断"。

倾听患者的诉说时，医生在脑海中会产生一组合理的鉴别诊断，包含一个主要假设和两三种需要鉴别的假设，其中包括"一定不能遗漏"的疾病。接下来，通过进一步询问病史和基于证据的体格检查对这些假设做验证和修正。例如，对于一位发热伴咳嗽的患者，医生通常会核查是否符合肺炎的典型表现（图 2.2）。然而，从临床推理的角度讲，医生应该考虑一个体征是否比另一个体征对诊断更有提示意义。这 15 项中每一项阳性结果是否增加了肺炎诊断的概率？每一项阴性结果是否减少了肺炎诊断的概率？它们对肺炎诊断概

率的权重相等吗？哪些信息是准确的？哪些则不是？本章旨在探讨我们如何从寻找诊断证据的角度对病史和体格检查进行思考。

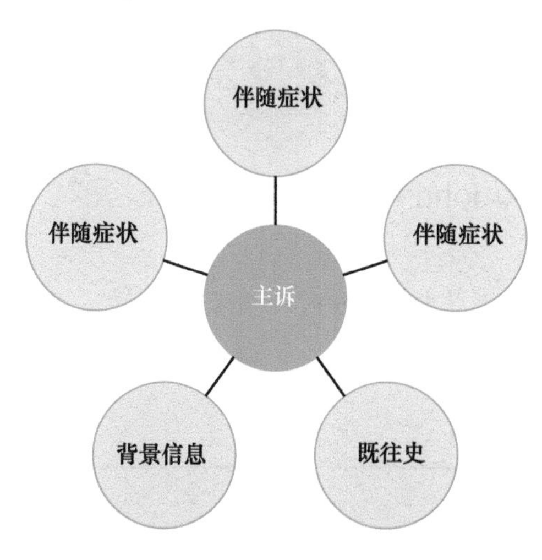

图 2.1 病史的构成

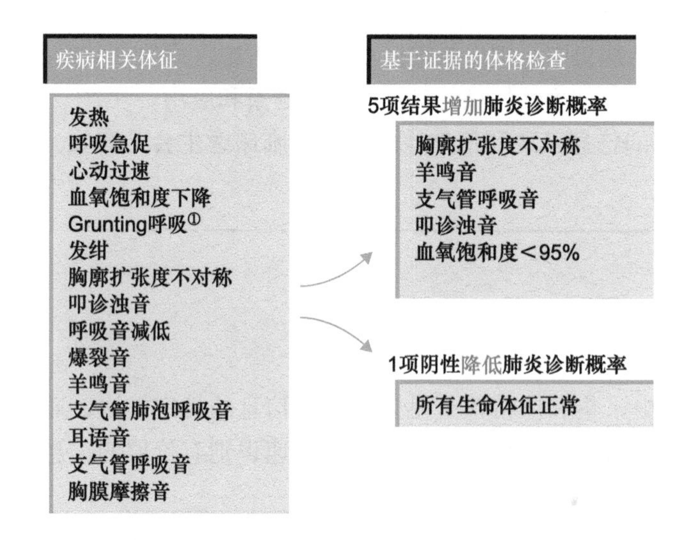

图 2.2 大叶性肺炎的诊断

教科书给出了肺炎的 15 个相关体征（左），并假设每个阳性发现具有相同的诊断权重。基于证据的研究（右）表明其中 5 个发现显著增加了肺炎诊断的概率，1 项结果阴性（生命体征正常）大大降低了肺炎诊断的概率。

基于证据的病史采集

我们会收集病史中每个系统的主要症状，如框 2.1 所示。虽然症状可能在不同的系统存在交叉（例如，胸痛可以是心源性或呼吸源性的），或者对患者和医生来说都很难明确界定属于哪个系统（例如头晕），但多数疾病会表现出在相关系统的特异性症状。准确

① Grunting 呼吸：呼气时声门部分关闭发出的声音，机制是使胸腔内压缓慢下降。——译者注

描述某些疾病特有的临床症状（例如疑似肠梗阻患者的恶心、呕吐，或疑似心肌梗死患者的胸骨后疼痛）作为诊断的关键证据，可估算出验前概率。

框 2.1　各系统的核心症状总结

一般状况
- 疲劳 / 不适
- 发热 / 寒战 / 盗汗
- 体重 / 食欲
- 睡眠障碍
- 皮疹 / 瘀斑

循环系统
- 胸痛
- 呼吸困难
- 心悸
- 水肿

呼吸系统
- 胸痛
- 呼吸困难
- 喘息
- 咳嗽
- 咳痰 / 咯血

消化系统
- 吞咽困难
- 恶心 / 呕吐 / 呕血
- 消化不良 / 胃灼热
- 腹痛 / 腹胀
- 排便习惯的改变
- 便血

泌尿生殖系统
- 血尿
- 尿频
- 排尿困难
- 尿失禁
- 前列腺增生的症状
- 月经的变化

神经系统系统
- 头痛
- 意识丧失
- 眩晕
- 视觉障碍
- 听力下降
- 虚弱
- 麻木 / 刺痛
- 记忆力减退或性格改变
- 焦虑 / 抑郁

肌肉骨骼系统
- 疼痛
- 僵硬
- 肿胀
- 日常生活功能减退或活动能力丧失

引自：Calgary-Cambridge Guide to the Medical Interview. In：Van Dalen J, Silverman J, Kurtz S, Draper J. *Skills for Communicating with Patients*, 3rd edn. Abingdon：Radcliffe Publishing, 2013.

研究发现，病史中的某些特定信息比其他信息对诊断更有价值。一项关于主诉为“急性胸痛”患者的研究，观察哪些特征对临床医生判断心源性还是非心源性疾病最有帮助（Swap CJ and Nagurney JT. Value and limitations of chest pain history in the evaluation of patients with suspected acute coronary syndromes. *JAMA* 2005；294：2623-9）。结果发现，任何单一症状都不足以区分心源性与非心源性胸痛。但是研究人员试着从临床实践的角度分析各种病史信息组合，见框 2.2。刺痛、胸膜性疼痛、体位变化相关性疼痛或触痛的似然比（likelihood ratio, LR）接近于零，这意味着这些疼痛是心源性胸痛的可能性非常低。相反，放射至单肩 / 双肩或手臂的疼痛，或因劳累诱发的疼痛的似然比则比较高，为 2.3 ～ 4.7，这意味着具备这些疼痛特点的患者更有可能是心源性胸痛。似然比（见图 2.3

中的定义）是基于证据的病史采集和体格检查中一个非常实用的参数，后面会做详细解释。

框 2.2 心源性与非心源性急性胸痛的鉴别

- 心源性胸痛低风险的表现：胸膜性疼痛或刺痛，体位相关的胸痛或胸壁触痛。
- 心源性胸痛低风险可能的表现：非劳累性胸痛，疼痛仅仅发生在胸壁乳房下一小块区域。
- 心源性胸痛高风险可能的表现：压榨性疼痛，类似于曾经的心绞痛发作症状，伴恶心、呕吐和出汗。
- 心源性胸痛高风险的表现：疼痛向一侧或两侧肩部放射，特别是劳累后出现。

结合患者的年龄、性别和既往病史，应该可以准确识别那些心源性胸痛风险较低的患者，尽管在因胸痛而就诊的患者中占少数，此时仍需要考虑引起胸痛的其他严重病因。

引自：Swap CJ and Nagurney JT. Value and limitations of chest pain history in the evaluation of patients with suspected acute coronary syndromes. *JAMA* 2005；294：2623-9.

似然比（LR）= 在疾病患者中发生的概率 / 在无疾病患者中发生的概率

举例：

（1）在表现为呼吸窘迫的肺炎患者中，肺部叩诊呈浊音占18%；非肺炎患者中，肺部叩诊呈浊音占6%。因此，肺部叩诊呈浊音对于肺炎的似然比=18/6=3.0

$$LR\left(\text{肺部叩诊浊音的肺炎}\right)=\frac{18}{6}=3.0$$

（2）表现为慢性胸痛的冠心病患者中，出现吞咽困难症状的占4%，非冠心病患者出现吞咽困难症状的占20%，因此吞咽困难对于冠心病的似然比=4/20=0.2

$$LR\left(\text{吞咽困难的冠心病}\right)=\frac{4}{20}=0.2$$

图 2.3 似然比：定义和举例

引自：McGee’s Evidence Based Physical Diagnosis, 3rd Edition 2012.

自然病史与患者背景

所谓疾病的“非常典型”表现实际上是相当少见的。自然病史是患者身体在疾病过程中从开始到结束的一系列变化。一些症状和体征出现在疾病早期，而另一些症状和体征则出现较晚。例如，在心力衰竭的早期阶段，患者只有在剧烈运动时才会出现呼吸困难。随着病情的进展，中度运动（如爬楼梯）会出现呼吸困难，到了疾病晚期，患者即使在休息时也会出现平卧位呼吸困难。

当低年资医生在接诊呼吸困难患者时，如果以为必须有端坐呼吸才能诊断心力衰竭，就可能错过早期诊断和治疗的机会。纽约心脏病协会的心力衰竭功能分类（表2.1）罗列了诊断心力衰竭时症状和疾病自然病程的关系。其中心力衰竭分级与超声心动图表现的对照可以用来指导基于证据的治疗。

表2.1　**纽约心脏病协会心力衰竭功能分级，病史中对患者功能状态的评估是指导治疗的关键，并且与预后相关**

级别	Ⅰ	Ⅱ	Ⅲ	Ⅳ
症状	无	活动轻度受限	活动严重受限	不能活动，或休息时也出现症状
最大射血分数	＜45%	＜45%	＜35%～45%	＜35%～45%
推荐药物与监测	ACEI/ARB/β受体阻滞剂	ACEI/ARB/β受体阻滞剂/袢利尿剂	ACEI/ARB/β受体阻滞剂/袢利尿剂/醛固酮受体拮抗剂	ACEI/ARB/醛固酮受体拮抗剂/袢利尿剂/β受体阻滞剂（如果可以代偿）

引自：2013 ACCF/AHA Guideline for the Management of Heart Failure：A Report of the American College of Cardiology Foundation/American Heart Association Task Force on Practice Guidelines. *Circulation* 2013；128：e240-e327.

在推测疾病诊断的概率时，应关注患者的背景，包括年龄和性别。流行病学的特点有助于医生做临床推理。例如INTERHEART的研究结论（见推荐阅读），与没有心脏病危险因素的年轻女性相比，吸烟、糖尿病和高胆固醇血症病史的老年人更容易发生心源性胸痛。

基于证据的体格检查

就上文提到的例子，当我们为一位疑诊肺炎的患者做体格检查时，基于证据的方法就是不停地思考一个问题：什么结果最能够增加诊断肺炎的概率？一项将6000余例呼吸系统疾病患者体格检查结果与胸部X线片进行对照的研究发现，6项阳性体征可以可靠地预测胸部X线片阳性结果（图2.2）。其余的体格检查结果对肺炎诊断的帮助都不大。这种基于证据的体格检查方法可以将医生的关注点从15个未知价值的体征缩小到6个明确价值的体征，进而增加了医生诊断的信心，提高诊疗效率和准确率。按照这种方法，医生就会使用从这6000余例病例研究中获得的经验，用于下一位咳嗽伴呼吸困难患者的诊治。

似然比在临床推理中的运用

在运用基于证据的方法做临床推理的过程中，临床医生需要寻找一种易于理解和应用的量化指标，这个指标就是似然比（likelihood ratio，LR）。病史、体格检查或辅助检查中的每个发现都与一个似然比相关联，似然比是一个从 0 到∞的数字。似然比大于 1.0 则疾病诊断的概率增高，似然比值越大，概率增量越大。因此，似然比代表的是诊断的权重，见图 2.4。似然比小于 1.0，则疾病诊断的概率降低。似然比的值越接近 0，概率降低幅度越大。似然比接近 1.0 的发现几乎没有价值，因为它们不会改变疾病诊断的概率。

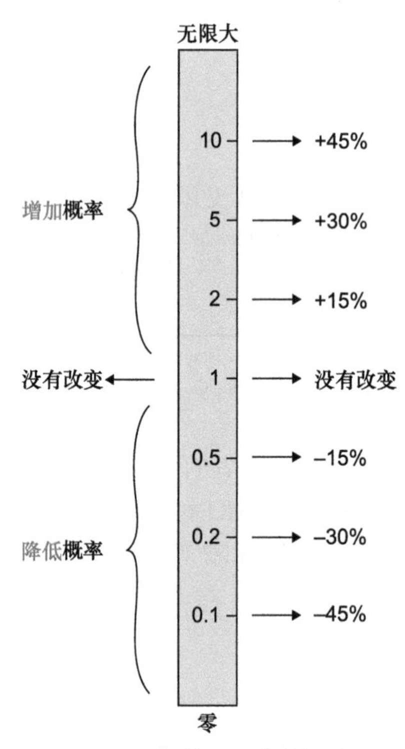

图 2.4　似然比：诊断权重

临床医生应将 LRs 分为三组：数值大于 1.0 的增加概率组；数值小于 1.0 的降低概率组；而那些值接近 1.0 的对概率影响很小或根本不会改变概率。

一种简单的记忆似然比的方法是记住 LR 值 2、5 和 10，其疾病诊断概率分别增加 15% 的 1 ～ 3 倍。即 LR 为 2 会增加大约 15% 的概率；LR 为 5 的发现会增加大约 30% 的概率，而 LR 为 10 的发现会增加大约 45% 的概率。表 2.2 说明了这一点。

表 2.2　似然比与概率变化之间的关系

LR	概率的近似变化[a]
0.1	－ 45%
0.2	－ 30%
0.3	－ 25%
0.5	－ 15%
1	没有变化
2	＋ 15%
3	＋ 20%
4	＋ 25%
5	＋ 30%
6	＋ 35%
7	
8	＋ 40%
9	
10	＋ 45%

[a] 这些变化描述了概率的绝对增加或减少。引自：McGee S. Simplifying likelihood ratios. *J Gen Intern Med* 2002；17：646-9

相反，当 LR 小于 1.0 时，临床医生只需记住 2、5 和 10 的倒数（即 0.5、0.2 和 0.1）。LR 为 0.5 会降低大约 15% 的概率，LR 为 0.2 会降低 30% 的概率，LR 为 0.1 会降低 45% 的概率。计算结果大于 100% 的最终概率计为 100%，小于 0% 的最终概率计为 0%，这样临床医生就可以用该方法做临床推理了。

表 2.2 总结了最常用的似然比与概率的绝对变化的关系。LRs 大于 3 或小于 0.3 的结果是最有价值的，因为它可以使原有诊断概率增加或减少 20% ～ 25% 或更多。

基于证据的病史采集与体格检查的局限性

将基于证据的病史采集与体格检查应用于临床推理之前，需要注意两点。首先，这种方法仅适用于临床问题有明确诊断标准的情况，如检验或影像学检查（图 2.5）。这些疾病及其技术标准包括肺炎（胸部 X 线）、腹水（腹部超声）、冠状动脉疾病（冠状动脉造影）、贫血（全血细胞计数）和甲状腺功能亢进（甲状腺功能检测）。在以上疾病中，将病史或体格检查结果与这些公认的诊断标准进行比较，从而确定诊断该疾病最有价值的临床信息。然而，由于许多临床问题缺乏相应的技术诊断标准，基于证据的推理并不适用于这类问题。此时，临床医生在床旁的所见、所闻、所感仍然是获取诊断信息的唯一来源，似然比没有价值。

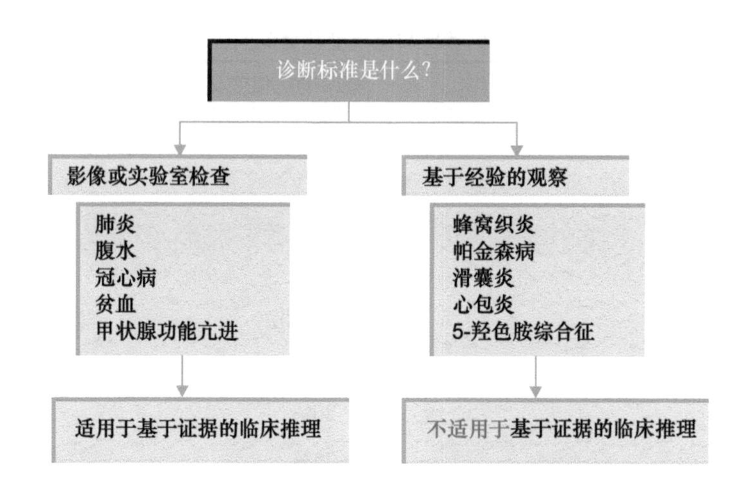

图 2.5 是否适合做基于证据的临床推理？

第二点需要注意的是，基于证据的病史采集和体格检查不是“程式化医疗食谱”（cookbook medicine）。即使它描述了概率如何变化，一种疾病的验前概率也不是固定的。例如，在腹胀患者体格检查发现“液波震颤”的似然比为 5.0（a ＋ 30% 概率）。如果是肝病专科的医生，日常接诊 60% 的腹胀患者存在腹水（即验前概率为 60%），“液波震颤”使腹水的概率提高到 90%（即 60% ＋ 30%）。另一方面，如果是在社区工作的医生，只有 20% 的腹胀患者的病因是腹水（其他 80% 的腹胀患者由于腹部脂肪或肠胀气导致），“液波震颤”使腹水的概率提高到 50%（即 20% ＋ 30%）。所以即使我们称之为“基于证据的病史采集与体格检查”，也绝不能机械计算，这种方法的正确运用需要通过日常临床实践对疾病的临床表现有深入的理解。

举例：诊断稳定型心绞痛

似然比可以帮助临床医生快速比较不同的信息，从而找出最有价值的信息。例如，表 2.3 总结了运用循证方法来判断以“慢性、间歇性胸痛”于门诊就诊的患者是否考虑诊断稳定型心绞痛（诊断标准为冠状动脉造影）。表 2.3 的第一列罗列了临床信息，第二列是研究的患者数量，最后一列提供了诊断或不诊断稳定型心绞痛时的似然比。确诊患者的似然比通常被标记为阳性；排除诊断的患者通常被标记为阴性。为了简化表述，忽略了统计分析和置信区间等反映证据强度的参数。

表 2.3 间歇性胸痛患者诊断稳定型心绞痛

临床信息	患者数量	似然比	
		存在	缺失
胸痛的类型：[a]			
典型的心绞痛	11 544	5.8	—
不典型的心绞痛	11 182	1.2	—
非心绞痛性胸痛	11 182	0.1	—

续表

临床信息	患者数量	似然比	
		存在	缺失
胸痛的其他特点：			
烧灼感	250	NS	NS
服用硝酸甘油 5 分钟内症状缓解	626	1.8	0.7
伴呼吸困难	250	NS	NS
伴吞咽困难	130	0.2	NS
疼痛持续 < 5 分钟	130	2.4	0.2
疼痛持续 > 30 分钟	130	0.1	NS
危险因素：			
男性	17 593	1.6	0.3
年龄（岁）			
＜30	14 569	NS	—
30 ～ 49	15 681	0.6	—
50 ～ 70	15 481	1.3	—
＞70	15 266	2.6	—
高血压	1478	NS	NS
糖尿病	1478	2.3	0.9
吸烟史	1478	1.5	0.7
高脂血症	1920	2.2	0.6
冠心病家族史	1003	NS	NS
心肌梗死病史	8216	3.8	0.6
体格检查：			
耳垂褶皱	1338	2.3	0.6
老年环	200	3.0	0.7
踝肱指数＜0.9	1005	4.0	0.8
正常心电图：			
正常	309	NS	NS

[a] 典型的心绞痛是指胸骨后不适，劳累后加重，休息 10 分钟和（或）服用硝酸甘油可改善。非心绞痛性胸痛与活动无关，服用硝酸甘油不能缓解。不典型心绞痛为非典型的胸骨下不适，硝酸甘油并不总是有效，诱发因素存在差异，休息 15 ～ 20 分钟后缓解。

NS（not significant）：无意义（即 95% 置信区间包括 1.0 的值）。

引自：Chun AA, McGee SR. Bedside diagnosis of coronary artery disease：a systematic review. Am J Med 2004；117：334–43；and McGee SR. *Evidence-Based Physical Diagnosis* 3rd edn. Philadelphia：Saunders, 2012.

为了快速识别那些有助于冠状动脉疾病诊断的信息，临床医生只需要寻找具有最大值的似然比。从表 2.3 可以发现：典型的心绞痛（LR 5.8 或 a ＋ 35% 的概率），踝肱指数小于 0.9（LR 4.0 或 a ＋ 25% 的概率），既往心肌梗死病史（LR 3.8 或 a ＋ 25% 的概率），老年环（LR 3.0 或 a ＋ 20% 的概率）。另一方面，为了发现那些最有助于降低诊断概率的信息，临床医生要寻找接近 0 的似然比，即非心绞痛性胸痛，疼痛持续时间超过 30 分钟

（均为 LR 0.1 或－ 45% 的概率）和相关的吞咽困难（LR 0.2 或－ 30% 的概率）。其他信息，如不典型心绞痛、伴呼吸困难、胸骨后烧灼痛和高血压对诊断没有帮助（或不显著，这些信息的似然比接近于 1.0）。似然比接近 1.0 意味着在冠心病和非冠心病胸痛患者中这种情况发生的频率相近。

这印证了许多经验丰富的临床医生的认知，病史信息包含大多数对诊断最重要的信息，危险因素远不如患者胸痛的描述重要，辅助检查（如 12 导联心电图）几乎不增加患者诊断稳定型心绞痛的概率（正常心电图的似然比并不显著）。

临床证据的综合运用

表 2.3 仅显示单一临床信息的数据。是否可以将多个临床信息结合起来分析呢？如果这两个信息是相互独立的（无论第二个信息发现与否，第一个信息的似然比是固定不变的），这种结合是有意义的。例如，典型心绞痛病史（似然比为 5.8）和高脂血症（似然比为 2.2）常常是相互独立的，因为典型心绞痛病史的准确性不会受到高脂血症存在与否的影响。这种情况下，临床医生可以将两个似然比相乘（5.8×2.2），得到 12.7（概率＋50%），这就是典型心绞痛病史和高脂血症合并的似然比。临床医生也可以先应用典型心绞痛病史（似然比为 5.8，概率＋ 35%），再应用高脂血症（似然比为 2.2，概率＋ 15%），合并后的概率增量为（35% ＋ 15%）。

如果研究不能证明两个临床信息是各自独立的因素，临床医生就不应该将两个信息的似然比合并。即当两个临床信息之间存在关联，它们的似然比就不应该合并考虑（例如典型心绞痛病史和持续疼痛的时间小于 5 分钟，因为疼痛在休息或口服硝酸甘油后 10 分钟内缓解，这是典型心绞痛的诊断标准）。

总结

越来越多的研究将临床信息与诊断标准进行比较，以揭示其在各种疾病中的似然比（参见推荐阅读）。这类研究选择特定的标准，这些标准现在已被大多数生物医学杂志采用，统称为“STARD 标准”（诊断准确性的研究标准）。该标准需要具备的条件包括以下几点：

- 临床获取的信息（临床症状、体征或辅助检查）和诊断标准都有明确的界定。
- 所有纳入研究的患者都存在研究中特定的与诊断相关的症状。
- 采用盲法测定的诊断标准。
- 该研究提供了足够的样本量来计算似然比及其置信区间。

应用这种基于证据的推理方法，临床医生可以简化诊断流程，更关注于准确度较高的那些信息，这将会提高诊断效率并降低医疗成本。当然，这种方法也存在一定的局限性。

许多临床问题相关文献不完整或者难以查找，甚至缺乏该类研究。此外，即使对某个问题研究得出了结论，但入组患者数量较少（例如表 2.3 中，吞咽困难的似然比仅是基于一项对 130 名患者研究得出的结果）。

目前还存在一个争论的话题，即诊断准确性是否必然依赖于诊断试验。关于该问题的少数研究表明，当临床信息的价值明确时，应用该方法的初学者与专家的诊断准确性可以没有区别。尽管如此，专家在诊断疾病时通常会综合各种信息，而大多数文献只是集中在单一信息的研究。

用似然比推导诊断的准确性比较容易理解和应用，使用这种方法的医生可以迅速提高临床推理能力。在未来的基于证据的病史采集和体格检查研究中，应多关注一些尚未研究的临床问题、信息的组合及其准确性，以及通过临床观察如何预测预后和对治疗的反应，而不仅仅是诊断本身。

推荐阅读

Chun AA and McGee SR. Bedside diagnosis of coronary artery disease: A systematic review. *Am J Med* 2004; **117**:334–43.

McGee S. Simplifying likelihood ratios. *J Gen Intern Med* 2002; **17**:646–9.

McGee SR. *Evidence-based physical diagnosis*, 3rd edn. Philadelphia: Saunders, 2012.

Simel D and Renniee D. *The rational clinical examination: Evidence-based clinical diagnosis*,1st edn. New York: McGraw-Hill Professional, 2008.

Yusuf S, Hawken S, Ounpuu S et al. Effect of potentially modifiable risk factors associated with myocardial infarction in 52 countries (the INTERHEART study): case-control study. *Lancet* 2004; **364**:937–52.

第 3 章

诊断试验的运用与解释

Nicola Cooper

NHS 基金会德比教学医院；英国诺丁汉大学

本章要点

- 没有绝对完美的诊断试验，临床医生需要客观地看待诊断试验。
- 临床医生必须要意识到诊断试验的结果会受到诸多因素的影响。
- 诊断某一疾病发生的概率取决于诊断试验的验前概率及特异性和敏感性。
- 疾病在人群中的患病率会影响诊断试验的预测价值。
- 阈值为临床医生选择诊断试验提供了依据。

导语

很多时候，临床医生不得不在没有获得确切信息的情况下做决策，因为没有一种诊断试验是完美的。临床工作的特点之一就是在存在不确定性的情况下做出判断（Royal College of Physicians of London，2005）。即使有一种诊断试验的敏感性和特异性均高达 90%，在患病人群中仍有 10% 的检测结果表现为正常，不患该病人群中有 10% 的检测结果出现异常。因此，必须结合患者的病史和查体来解释这些检查结果，同时要认识到这些检查会受到以下因素的影响：

- 正常值
- 疾病以外的因素
- 操作特点
- 敏感性和特异性
- 人群中该病的患病率

很少有一种诊断试验会直接给出“是”或“否”的结论，其原因在本章会做具体阐述。

正常值

多数检测结果为一组连续的变量，也就是在患病和不患病的人群中会有重叠。因此必须确定一个分界点来区分正常与异常。选择的这个分界点应该使假阳性率和假阴性率都降到最低。在任何正态分布的数据中，总有人的检测结果不在正常值范围，但这并不意味着他们一定患有疾病（图 3.1）。在图中，将分界点向右移动会增加发现“异常”的机会，但同时也会增加误判率[①]。这在诊断试验中是一种平衡，如果武断地将一个数值划分为“正常”和“异常”，而没有关注具体数值，很可能会做出错误判断。例如，当胸痛患者高敏肌钙蛋白 T 数值非常高时才提示心肌梗死，轻微升高则不考虑。

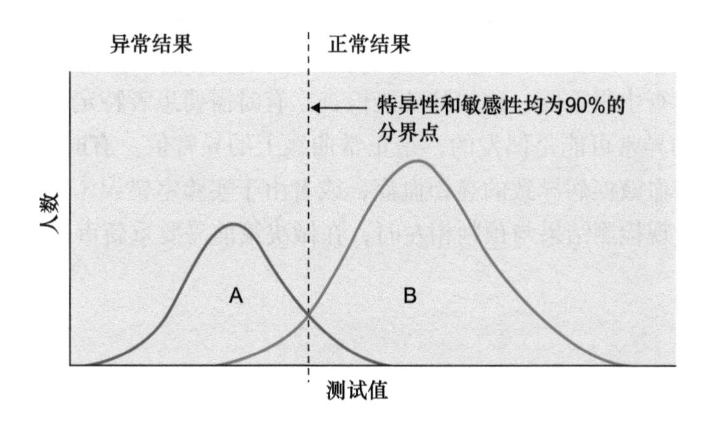

图 3.1　患病（A）与非患病（B）人群检测结果分布

医生要认识到，有时健康人可以出现异常的检查结果，而有时患者检查结果却可以是正常的。例如，在临床上严重的支气管哮喘发作时，由于过度通气会导致 $PaCO_2$ 下降，此时正常的 $PaCO_2$ 则表明病情恶化，可能危及生命[②]。另一种情况是生理性异常，例如，血清铁蛋白下降被认为是年轻女性经期的正常表现。由此可见，“正常”和“异常”的数值需要临床医生结合患者的具体情况来做分析和判断。

影响诊断试验结果的非疾病因素

有许多非疾病因素影响诊断试验结果，如：

- 年龄
- 性别
- 种族
- 妊娠
- 体位
- 偶发事件
- 离体导致的错误结果
- 实验室错误

例如，儿童血液检测结果的正常值与成人存在明显差异。老年人在败血症时白细胞总

① 假阳性率增加。——译者注
② 呼吸肌疲劳导致的低通气。——译者注

数可以在正常范围，在肾小球滤过率明显降低时血肌酐可以表现为正常。男性与女性的正常值略有不同（例如血红蛋白），年轻的黑人男性 12 导联心电图可能出现异常（所谓正常变异）。

妊娠期的一系列生理改变会导致某些检查结果的异常，尤其是在妊娠晚期，子宫内的胎儿会导致横膈上移，进而压迫肺组织，出现仰卧位低氧血症和呼吸性碱中毒（当怀疑一位孕妇肺栓塞时需要考虑到上述生理因素的影响）。妊娠晚期循环容量增加 50%，可以出现心脏生理性杂音、心动过速和 12 导联心电图电轴右偏。肾也会肿胀，超声显示肾体积增大。

体位在某些检查中很重要，比如肺功能检查，有时需要患者特定的体位才能获得最佳图像。检查结果的异常可能是偶发的，是正常曲线上的异常值。有时结果也可能是假的，例如因溶血或某些血液疾病导致的高钾血症；或者由于实验室错误（例如技术故障或人为因素）导致。当发现检测结果与预判相左时，在做决策前需要重新审视。

操作特点

在申请诊断试验之前，了解该检查的操作特点非常重要。这里是指操作过程中的具体方法。例如，测量肺功能时要求患者能够听到、理解并配合操作人员的指令，同时还要能够屏住呼吸；左束支阻滞或不能行走的患者不宜做运动平板试验。

有些检查，例如超声和超声心动图，取决于操作人员的技术水平。也就是说，操作人员的技能水平会影响对结果的判断。还有一些检查则受到患者体型或脏器解剖结构的影响。如果报告描述“受条件所限……”，这对临床医生是一个重要提示，即该检查结果未发现异常并不足以排除异常。

有些疾病的起病是阵发性的。例如 50% 的癫痫患者在发作间期脑电图正常。晕厥是另一种发作性疾病的代表，诊断试验只能收集到间接证据。以上这两种情况主要依据患者和目击证人提供的病史来做诊断。另一方面，有 10% 正常人的脑电图表现为癫痫样放电，但他们并不存在癫痫。这种情况是偶然被发现的，并不意味着存在任何疾病。“偶发瘤”在头颅 CT 扫描中也是一种常见的发现。

敏感性与特异性

敏感性代表的是一项诊断试验真阳性的比例，而特异性代表的是真阴性的比例。我们不得不面对的是，临床上并没有完美的诊断试验。几乎所有的诊断试验的敏感性和特异性都达不到 100%。因此，任何诊断试验都存在真阳性和假阳性、真阴性和假阴性。表 3.1 说明了这一点。在疾病的诊断中，不同检查方法敏感性和特异性各不相同，临床医生需要大致了解准备申请的检查对于该疾病诊断的价值。

表 3.1　敏感性与特异性

	患病	非患病
阳性结果	A （真阳性）	B （假阳性）
阴性结果	C （假阴性）	D （真阴性）

敏感性是指在患病人群中检测结果为阳性的概率，A/（A + C）×100%；特异性是指在非患病人群中检测结果为阴性的概率，D/（D + B）×100%。

一项敏感性较高的检查可以筛查出大多数患者，但其中也会包括一些健康人。因此，对阳性结果需要做进一步的评价。另一方面，一项特异性较高的检查并不能排除漏诊，然而阳性结果对诊断的确定具有非常重要的价值。

简而言之，患病的概率取决于临床（诊断试验前）概率与诊断试验的敏感性和特异性。评估一种疾病的临床概率主要是通过倾听患者的病史，同时结合临床医生对流行病学和医学知识的理解。例如，一位 60 岁男性患者，既往有糖尿病和吸烟史，表现为劳累诱发的胸骨后钝痛并向下颌放射，此时诊断冠心病的临床概率很高，这个判断就是验前概率。验后概率是通过诊断试验获得新信息后调整疾病发生的概率。在临床工作中，我们一直关注估算验后概率。其实我们首先要处理的是条件概率。

条件概率是指某一事实的条件下另一事实为真的概率。例如，一位患者出现胸痛，12 导联心电图正常，高敏肌钙蛋白 T 略增高。这位患者诊断冠心病的概率是多少？答案并不像看起来那么明显。我们应该从获取更多的信息开始，以便对验前概率做出准确的判断。

贝叶斯定理［以英国牧师托马斯 • 贝叶斯（1702—1761）命名］是一种推导疾病验后概率的数学方法。这种方法基于诊断试验阳性或阴性的结果，帮助医生从最初印象推理到最终判断。它将诊断试验的敏感性、特异性与最初的临床概率（验前概率）结合起来。框 3.1 进一步说明了贝叶斯定理，更详细的解释可以在推荐阅读中找到。

框 3.1　贝叶斯定理 如何通过诊断试验结果将思维从最初印象转化为最终判断

肌钙蛋白检测的敏感性为 95%，特异性为 80%。如果一位患者存在胸痛，假定验前概率是 50%（即难以判断），这时一个阳性（或者阴性）的结果就会帮助做出是或不是冠心病的判断。随着临床医生经验越来越丰富，对概率的判断也会越来越精准。

贝叶斯定理是一种在已有知识背景下解释证据的方法。它具有普适性，是推理的数学基础。在临床实践中，医生不会用代数来计算验前和验后概率；因为一名优秀临床医生的标志是准确推测疾病发生概率的能力，所以理解贝叶斯定理（贝叶斯推理）是非常重要的，而我们凭直觉对概率的估计往往是不准确的。

续框

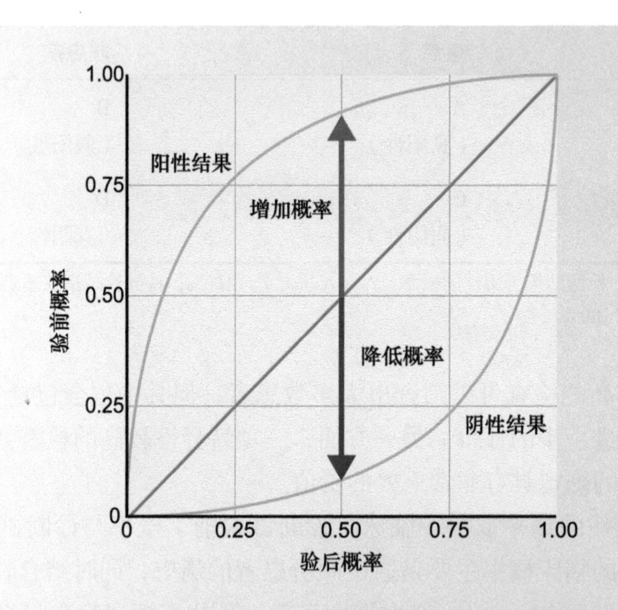

贝叶斯定理：

$$P[Dis/R+]=\frac{P[R+/Dis]\times P[Dis]}{P[R+/Dis]\times P[Dis]+P[R+/no\ Dis]\times P[no\ Dis]}$$

其中，P［Dis/R＋］为给定阳性检查结果时患病的概率，P 为概率，Dis 为疾病，R＋为阳性检测结果。

图片引自：Brush JE. Probability：uncertainty quantified. In：*The Science of the Art of Medicine*, 2015. Reproduced with permission of Dementi Milestone Publishing.

对于临床概率（验前概率）很低或很高的患者，诊断试验结果对验后概率的影响较小，在某些情况下医生应该考虑是否有必要做诊断试验。而无论患者还是医生，都可能会存在一个误区，认为获得了检查结果就能做出明确的诊断。

图 3.2 展示了一个常见的临床难题。患者的左髋关节正侧位片均未发现异常，但临床上高度怀疑骨折。因为疾病发生的概率取决于临床概率（验前概率）以及检查项目的敏感性和特异性，所以 X 线片的正常不能排除临床概率高的骨折，而 X 线片的正常与临床概率低的结合则可以排除骨折。当验前概率不同时，对相同测试结果的解释可以完全不同。这些例子说明再有价值的诊断试验，也需要结合临床概率做判断。

当诊断试验的敏感性很高而特异性不高或者相反时，对诊断试验做合理的解释是非常重要的。D- 二聚体对肺栓塞非常敏感（敏感性 98%），但特异性不高（特异性 40%）。如果验前概率较高，即便 D- 二聚体阴性，仍然有可能存在肺栓塞。如果验前概率较低，D- 二聚体阴性结果就基本可以排除肺栓塞。临床中还有许多诊断试验就像 D- 二聚体一样常常被错误使用和解释。

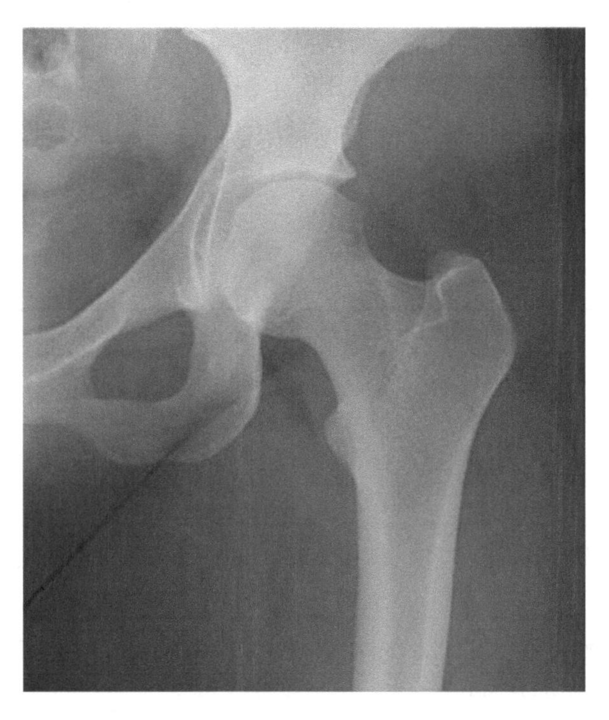

图 3.2 一位 70 岁女性，因跌倒入院。她的左臀部受伤，无法承重。检查时发现左腿外旋，移动时出现剧烈疼痛。她是否存在骨折？

疾病在人群中的患病率

这是给一组哈佛医生出的一道题：一种患病率为 1∶1000 的疾病，某诊断试验对该病检测的假阳性率为 5%，假设一个人检查结果为阳性，而你并不知道他的症状和体征，问这个人实际患病的概率是多少？将近一半的医生回答为 95%。现在看框 3.2 的答案。

框 3.2 检测呈阳性结果的人实际患有该疾病的概率是多少？

许多医生凭直觉回答这个问题，给出了 95% 的答案（使用认知系统 1 的思考，这将在第 4 章进一步解释），但真正的答案在下面的表格中说明。

	患病	非患病	总数
实际人数	1	999	1000
阳性结果	1	50	51
阴性结果	0	949	949

这个题目告诉我们 1000 个正常人中会有 50 人是假阳性。而这个疾病的患病率为 1/1000。这意味着得到阳性结果的实际患病率是 1/51 或 2%。这个例子说明了患病率的重要性。

疾病在人群中的患病率会影响对检验结果的解释，因此对疾病的预测需要结合诊断试验的敏感性、特异性以及患病率。作为临床医生，我们感兴趣的是检测结果呈阳性的人是否真的患有该病。虽然患病率不会影响诊断试验的结果，但是我们必须给予关注。框 3.3 说明了预测值。

框 3.3 预测值

	患病	非患病
阳性结果	A （真阳性）	B （假阳性）
阴性结果	C （假阴性）	D （真阴性）

阳性预测值——阳性结果是真正患病的概率，等于 A/（A＋B）×100%。阴性预测值等于 D/（D＋C）×100%。

阳性预测值和阴性预测值受检测人群中疾病患病率的影响。在人群中患病率较高会增加诊断试验的阳性预测值（降低阴性预测值）。

John Brush 在《医学艺术的科学》（*The Science of the Art of Medicine*）（请参阅推荐阅读）中举了这样一个例子：根据血管造影和尸检结果来计算冠心病在不同人群中的实际患病率，一方面，表现为非心源性胸痛的年轻女性缺血性心脏病的患病率较低，另一方面，表现为典型心绞痛症状的老年男性缺血性心脏病的患病率较高。如果我们从这两组中分别选一名患者去做影像负荷试验，两人的结果都是阳性，我们该如何解释这两个结果呢？

通常影像负荷试验的敏感性为 90%，特异性为 85%。非心源性胸痛的年轻（35 岁）女性缺血性心脏病的实际患病率约为 1%，但典型心绞痛症状的老年（65 岁）男性缺血性心脏病的患病率约为 94%，这是一个巨大的差异。对于如此极端的验前概率，撇开是否有必要进行测试的问题，框 3.4 显示了如果测试 100 名这两类患者将得到的结果。

框 3.4 解释检测结果

35 岁女性非心源性胸痛（表 A）和 65 岁男性典型心绞痛症状（表 B）的影像负荷试验结果。IHD，ischaemic heart disease，缺血性心脏病。

表 A

	IHD	无 IHD
实际 / 总数	1	99
阳性结果	0.9 真阳性（敏感性）	14.9
阴性结果	0.1	84.1 真阴性（特异性）

续框

表 B

	IHD	无 IHD
实际 / 总数	94	6
阳性结果	84.6 真阳性（敏感性）	0.9
阴性结果	9.4	5.1 真阴性（特异性）

尽管两组患者都存在胸痛并且都去做了同样的检查，但我们对两组阳性结果的解释却完全不同。对于一位年轻女性，其疾病的临床概率和患病率很低，因此一个阳性的影像负荷试验结果为错误的可能性是正确的 15 倍（假阳性是真阳性的 15 倍）。然而，对老年人则恰恰相反，即便结果阴性也不能排除缺血性心脏病的可能，因为它错误的可能性是正确的 2 倍（假阴性是真阴性的 2 倍）。对于完全不同的患者，同样的检查结果必须做完全不同的解释。

这个例子说明了当临床医生使用诊断试验而不考虑该试验对个体的预测价值时可能会遇到的问题。框 3.5 和框 3.6 给出了进一步的示例。

框 3.5　思考 D- 二聚体的诊断价值

一名 25 岁男性因胸膜性胸痛去看全科医生，他没有静脉血栓的危险因素。他清晰地描述了两天前在建筑工地工作并发生了肌肉拉伤，服常规止痛药疼痛症状不缓解来就诊。患者既往有克罗恩病病史，并正在接受药物治疗，否认其他病史。虽然全科医生认为不太可能是肺栓塞，但还是进行 D- 二聚体检测来排除。结果为 625 ng/mL（正常小于 500 ng/mL），因此收入院接受进一步检查。一位年轻医生安排他做肺动脉 CT 血管造影。

在这种情况下你会怎么做？

D- 二聚体的敏感性约为 98%，特异性约为 40%。这意味着当静脉血栓存在时，D- 二聚体几乎总会升高，但当静脉血栓不存在时也不一定正常。D- 二聚体可以因许多与静脉血栓无关的其他原因（包括肌肉撕裂和炎症性肠病）而升高。所以选择 D- 二聚体检查的出发点是，根据病史和查体，医生怀疑患者存在静脉血栓。对于临床概率低的患者，D- 二聚体阴性可以帮助我们直接排除静脉血栓而不需要进一步检查。这与病史明确表明其他原因引起的胸痛患者中检测 D- 二聚体的情况完全不同。

框 3.6　关于头颅 CT 诊断价值的思考

一位 74 岁的女性，既往有高血压病史，因左下肢突发无力于急诊科就诊。她可以走路，但是体格检查发现肌力轻度减弱。医生告诉患者怀疑脑卒中，并给她预约了头颅 CT 检查。她的头颅 CT 结果显示正常。随后，医生告诉患者排除了脑卒中，给予安慰并安排她出院。

续框

在这种情况下你会怎么做?

脑卒中是一种临床诊断，脑卒中发作时的头颅 CT 结果可以是阴性的。在这种情况下，这位医生的错误在于过于相信辅助检查，而不是病史和查体。

阈值

在诊断过程中很重要的是考虑相关诊断试验项目是否需要做。如果一项检查对疾病发生的概率或最终判断没有影响，那还需要进行这项检查吗？而当检查结果能够改变对患者的决策时，这样的检查是有价值的。

治疗阈值综合了诸如检查特征、检查风险、检查有效性以及治疗风险与获益关系等因素，经过所有因素平均加权后的点就是阈值。如果一种疾病的检查或治疗是有效的，而且风险很低，那么继续进行下去的阈值就会比较低。另一方面，如果一种检查或治疗效果较差或风险较高，医生首先需要对临床诊断和治疗的潜在获益有更大的信心才能推进诊疗。框 3.7 以疑诊急性阑尾炎为例阐述阈值。

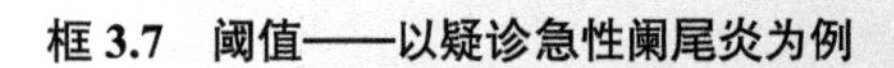
框 3.7　阈值——以疑诊急性阑尾炎为例

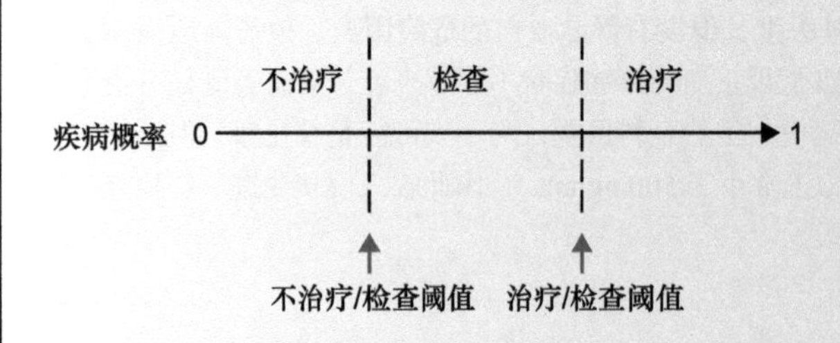

- 如果根据病史和查体，急性阑尾炎的诊断是明确的，那么不需要进一步检查就可以进行治疗。
- 当急性阑尾炎的诊断不确定时，CT 扫描可以帮助诊断和降低穿孔的风险。
- Alvarado 评分对于疑诊阑尾炎是一个有用的排除诊断评分，有助于确定哪些患者可以观察而不需要治疗。指南、评分和决策辅助工具的使用将在第 8 章做进一步阐述。

总结

诊断试验的结论不是诊断，做诊断的是临床医生（遗憾的是当患者问“检查结果表明什么？”时，他们不一定理解这一点）。诊断试验给出的是检测概率而不是真实概率。医生应合理选择诊断试验，并对试验结果做出合理的解释。评估临床概率（验前概率）是至关重要的，没有它，医生就难以正确解释测试结果。另外对于影响诊断试验结果的非疾病因素、检查操作特点以及检查结果对疾病诊断价值的了解也很重要。检查结果的预测价值不仅取决于该检查的敏感性和特异性，还取决于疾病在人群中的患病率。阈值作为一项重要参数，为临床医生选择诊断试验提供了依据。

推荐阅读

Brush JE. *The Science of the Art of Medicine*. Dementi Milestone Publishing, 2015.

Ohle R, O'Reilly F, O'Brien K et al. The Alvarado Score for predicting acute appendicitis: a systematic review. *BMC Medicine* 2011; **9**:139. Available at: www.biomedcentral.com/1741-7015/9/139 (accessed 15 February 2016).

Royal College of Physicians of London. *Doctors in Society. Medical Professionalism in a Changing World*. London: RCP, 2005.

Sox HC, Higgins MC, Owens DK. *Medical Decision Making*, 2nd edn. Oxford: Wiley-Blackwell, 2013.

Stone JV. *Bayes' Rule. A tutorial introduction to Bayesian analysis*. Sebtel Press, 2013.

第4章

临床推理模型

Martin Hughes[1]，Graham Nimmo[2]

[1] 爱丁堡皇家医院，格拉斯哥，英国

[2] 爱丁堡西区总医院，爱丁堡，英国

本章要点

- 临床推理是复杂且难以完全呈现的。
- “双重认知理论”认为人的认知分为直觉系统（简称“认知系统 1”）和逻辑推理系统（又称“认知系统 2”）。
- 人们会运用多种推理方法来应对复杂的问题。
- 多种因素会导致推理错误。
- 专家和初学者运用的推理方法存在差异。

导语

推理是运用已有知识得出结论、做出假设或合理解释的过程。临床推理包括做出诊断以及选择进一步检查和治疗方法的决策。

本章将介绍不同类型的推理，详细探讨“双重认知理论”（认知系统 1 和认知系统 2），并对比两者的优缺点。还会探讨推理过程中发生错误的类型，并比较专家和初学者推理方法的差异。

这里需要强调的是，由于临床推理是对人的行为和认知领域的研究，因此会受到人为因素的影响（霍桑效应①）。比如用语言表述的思考过程和沉默时的思考过程是不同的。当得知自己的思考过程会被研究，就会花更多的时间反复审视自己的思考过程。还有一点需要注意，多数研究关注的是认知系统 2，而不是更常用的认知系统 1。

尽管可以区分经验丰富的临床医生和初学者推理过程的不同，但更希望使每一位有经验的临床医生更加出色。然而，事实上并不是所有有经验的临床医生都能达到较高的思维水准。除非能够找到识别优秀医生临床推理的方法，否则无法实现使每位有经验的临床医

① “霍桑效应”是指那些意识到自己正在被别人观察的个体具有改变自己行为的倾向。——译者注

生都能建立成熟临床思维的目标。

框 4.1 列举了临床实践中使用的不同类型的推理。

框 4.1　推理类型

- 演绎推理
- 归纳推理
- 溯因推理
- 基于规律 / 分类 / 确定性的推理
- 概率推理
- 认知系统 1
- 认知系统 2

演绎推理

演绎推理是从一般规律开始，推理出具体结论的思维。如果推理的前提是正确的，结论也一定是正确的。例如：

- 大前提：贫血的定义是血红蛋白低于正常值
- 小前提：史密斯夫人的血红蛋白低于正常值
- 结论：史密斯夫人存在贫血

演绎推理得出的结论可能是正确的，也可能是错误的，其正确与否取决于推论的前提是否正确。然而，有时推论的前提是错误的，但结论仍是正确的。例如：

- 大前提：贫血的定义是血钠浓度小于 120 mmol/L
- 小前提：史密斯夫人血钠浓度小于 120 mmol/L
- 结论：史密斯夫人存在贫血

这样的推理显然是不正确的，因为推论的前提是错误的。但只要推理过程是符合逻辑的，如果前提是正确的，结论也将会是正确的。演绎推理的优点是，如果推论前提是正确的，那就有把握得出正确的结论。然而，演绎推理不能对未来事件做出预测。

假设–演绎推理

假设–演绎推理是临床医生做诊断时最常运用的策略之一。先建立假设，再进行论证。例如：

- 前提 1：B 是诊断疾病 A 的前提
- 前提 2：B 不存在
- 结论：排除疾病 A

这种“侦探式”的推理模式存在的弊端是双重的。大多数情况下，演绎推理只能用来排除一些可能性，但不能得出一个确切的结论。少数情况下，在排除其他假设后，只剩下一个诊断可能，进而做出诊断。另一方面，演绎思维不能确定是否已经排除了所有其他可能。

诊疗过程中经常会应用演绎推理，但这种应用常常是潜意识的（框 4.2）。演绎思维让我们应用已知的医学知识、规律和假设等来推导结论。

框 4.2 琼斯先生腹痛——演绎推理

琼斯先生有胆结石病史，出现突发上腹痛。结合已有的信息，做出最可能的诊断是急性胆囊炎，并提出查血清淀粉酶。逻辑推理过程如下：

演绎 1

- 大前提：患者出现急性上腹痛时应检测血清淀粉酶，这是为了全面评估病情
- 小前提：琼斯先生存在严重急性上腹痛
- 结论：运用演绎推理，得出琼斯先生应该检测血清淀粉酶

演绎 2

- 大前提：在疾病 A 中，会发现 B——胆结石导致的胆道梗阻，会出现黄疸
- 小前提：B 不存在——黄疸不存在
- 结论：疾病 A 不是诊断——排除胆道梗阻的诊断

归纳推理

归纳推理是从观察到的具体现象推导出一个普遍性结论（与演绎相反）。科学和医学都十分依赖归纳推理，包括收集证据、寻求模式，并形成假说或理论来解释现象。这是一个从证据（A）推衍出结论（B）的过程（框 4.3）。

框 4.3 琼斯先生的腹痛——归纳推理

- 证据：琼斯先生呕血，伴有低血压和心动过速，查血红蛋白：73 g/L。他最近感觉胃痛，经食管胃十二指肠镜检查发现胃溃疡。
- 结论：我们有理由诊断琼斯先生为胃溃疡出血。

归纳推理得出的只是诊断的可能性，而不是确定诊断。再多的证据也不能保证归纳推理得出的结论是完全正确的。我们不能确保收集到了全部证据，或者存在证明结论无效的其他证据。

归纳推理得出的结论或者被描述为有说服力的（证据似乎是全面的、切题的、总体上可信的），或者是没有说服力的；但不能被描述为真实的或不真实的。归纳推理可以预测

未来或以前未观察到的事件。

溯因推理

通常在真实世界，我们既不能完成一个完美的演绎推理，也不能做出一个令人信服的归纳推理。在这种情况下，我们倾向于运用溯因推理——从症状、体征和辅助检查逆向推导原因；也就是说，从结果去寻找原因，而不是从原因推导到结果。它与归纳推理相似，本质上是不确定的。溯因是一种寻找最合理的假设来解释现有证据的思维过程。我们会问自己："最可能的答案是什么？""什么理论能最好地解释这一信息？"

我们将得到的信息（B）反推可能导致 B 的原因（A）（框 4.4）。

框 4.4　琼斯先生的腹痛——溯因推理

- 琼斯先生出现呕血，伴有低血压和心动过速，血红蛋白 73 g/L。
- 没有其他病史。
- 推测最可能的原因是上消化道出血。

内镜检查可能发现是胃溃疡、食管-胃底静脉曲张、胃肿瘤或主动脉-十二指肠瘘。病史采集可能存在错误，实际上不是呕血而是咯血；或者出血是干扰因素，是因为不相关的感染导致的感染性休克。

基于规则 / 分类 / 确定性的推理

在临床工作中，特别是当遇到熟悉的问题时，大多数推理是相对简单的，有一些固定的套路（例如表 4.1）。

表 4.1　**基于规则 / 分类 / 确定性的推理**

常见问题	常规
排尿困难伴尿频、尿急的中年女性	尿培养以及针对尿路感染的治疗
患者近期按照肺炎治疗，仍存在发热和炎症反应	胸部 X 线检查——考虑脓胸或肺脓肿
低钠血症	评估容量状态，检测血清及尿电解质和渗透压，检测甲状腺功能和肝功能、皮质醇水平

因为初学者没有足够的经验和知识来建立一个可以应对日常工作的标准经验库，因此难以使用这种方法；同样地，专家如果遇到他们领域之外的问题也难以应用此法。

概率推理

概率推理是临床医生用来取代经典贝叶斯定理（详见第 3 章）的一种推理模式。医生在许多情况下会应用概率推理（一种自觉的思考），但并没有意识到在使用它。概率推理通过事件可能发生的概率（比如肺部感染很常见）结合新的条件概率（比如痰培养阴性）来调整假设。然而，即使是对于验前概率及条件概率都明确的简单案例，医生依然不能准确地预测验后概率。

概率推理是将假设的可能性进行分类，并在诊断试验结果出来后调整这些假设的概率。我们使用的概率通常不是基于确切的信息，而是基于临床医生的知识和经验，以及对诊断试验的理解。贝叶斯定理的相关知识、验前概率和诊断试验的似然比有时会帮助我们提高概率推理的精准性。

因果推理

在因果推理过程中，临床医生利用他们的医学知识来提供额外的诊断信息。例如，如果将甲状腺功能亢进作为诊断，则甲状腺素升高是可以预测的，同时也会有促甲状腺激素（TSH）的抑制。如果没有发现上述异常改变，则必须考虑其他诊断的可能性（如桥本甲状腺炎）。

因果推理常常用于证实或者排除通过其他推理产生的假设，通常不用于建立假设。

提出诊断——假设的建立与修正

通过应用演绎推理、归纳推理、溯因推理、基于规则的推理或思维捷径（启发式），临床医生提出一个或多个假设。这些假设可以是具体的疾病（比如肺炎或肺栓塞），或是疾病的类别（比如感染或炎症性疾病）。医生将患者具体情况与已有的知识和经验进行关联，这就是鉴别诊断的过程。

我们辨识鉴别诊断的过程是不清晰的。新病例的信息可以和多年来建立的疾病模板做比较，从而逐渐加深我们对疾病特殊表现的认识。假设的建立有的是基于概率推理，有的则是基于最需要排除的危险情况（即使这种情况发生的概率相对较低）。在建立假设的过程中，我们经常使用启发式（如可得性、代表性、危及生命的情况）。

假设的建立往往是不完善的，我们可能永远都不会想到那些罕见疾病或者疾病的非典型表现。这是诊断的初始阶段，知识不足和认知偏差（请参阅第 5 章）可能会导致错误的假设。假设的建立是诊断推进过程的第一步，在传统上称为假设-演绎推理；或者也可理解为诊断是假设不断修正的过程。

假设修正的目的是产生合理的诊断：是否每一步推理都是合理的、充分的、简洁的？假设通常会很快被提出，同样会被迅速排除。由于短期记忆的局限性，只有少数假设会存储在记忆中。我们是在思考一个或一组假设的前提下收集信息，而不是盲目地累积信息。面对典型的、简单的或者个人专业领域的疾病，假设修正过程可能会很快完成；而对于复杂的、不熟悉的疾病，这个过程则可能会更冗长而繁琐。对于假设，我们一般都在证明其成立或者不成立，但是当两个假设非常相似时，则需要着重推敲两者的区别。

假设的进一步论证需要运用概率推理、因果推理和基于规则（分类）的推理。同时运用诊断试验来验证假设（假设-演绎）。合理的诊断会结合病例中有价值的信息以及医生的知识和经验。每一个诊断过程选择的推理方法会有所不同，但更常见的是综合运用各种推理方法。

当诊断明确时，或许需要拓展思路：我们的判断是最合理的吗？是否对治疗决策有足够的自信？是否需要观察？

认知系统 1 和系统 2——双重认知理论

认知心理学是研究人类的思维、推理和决策的一门学科。其中双重认知理论阐述了决策时人类大脑是如何开启两种不同的“思维认知模式”的。第一种认知模式很古老，是人类和动物共有的，其特点是迅速但不准确；第二种认知模式是人类特有的。每种“思维”均可以访问大脑中的多个系统。我们有一种快速、直觉的认知思维（认知系统 1）和一种缓慢、可控且需要主动耗能的认知思维（认知系统 2）（表 4.2）。

表 4.2　认知系统 1 与系统 2 思维模式——双重认知理论

认知系统 1 思维模式	认知系统 2 思维模式
• 直观，直觉，运用思维捷径（启发式）	• 分析性，系统性
• 自动，潜意识	• 主动（刻意的），有意识
• 快速，不费力	• 缓慢，费力（耗能）
• 可信度低或不确定	• 稳定，可信度高
• 错误率高	• 错误率低
• 受情境影响大	• 受情境影响小
• 受情绪影响大	• 受情绪影响少
• 科学性、严谨性差	• 科学性、严谨性强

人的一生大部分时间都在使用认知系统 1 的思维模式，临床医生也不例外。想象一下我们学习驾驶汽车过程中的认知训练：最初我们是以深思熟虑的、缓慢的、费力的方式思考，随着时间的推移，驾驶过程变得越来越自动和潜意识。同样地，许多临床决策都是直觉辨识而非推理分析的。然而，这两种思维方式不是非此即彼的关系，我们可以随时停下来分析正在做的事情。如果我们能意识到用哪种模式思考，就可以按需主动地切换两种思维模式。

例如，想象一下你在急诊室里面对一位昏睡的患者。已知患者经常酗酒且有酒精依赖。这是一个貌似明确且熟悉的问题，假设很容易建立。对于一个思维缜密的医生来说，此时是分析性思维发挥作用的时候，如图 4.1 所示。

图 4.1 显示了 Croskerry 诊断推理通用模型的改良版本。在此基础上，我们进行了一些改进，以便更清楚地阐述临床医生日常的思维过程。

如同 Croskerry 模型一样，我们可能会辨识出面对的问题。这些问题可以是单纯的诊断（例如带状疱疹）或对于典型疾病的经验辨识（如表 4.1 所示）。然而如前文所述，如

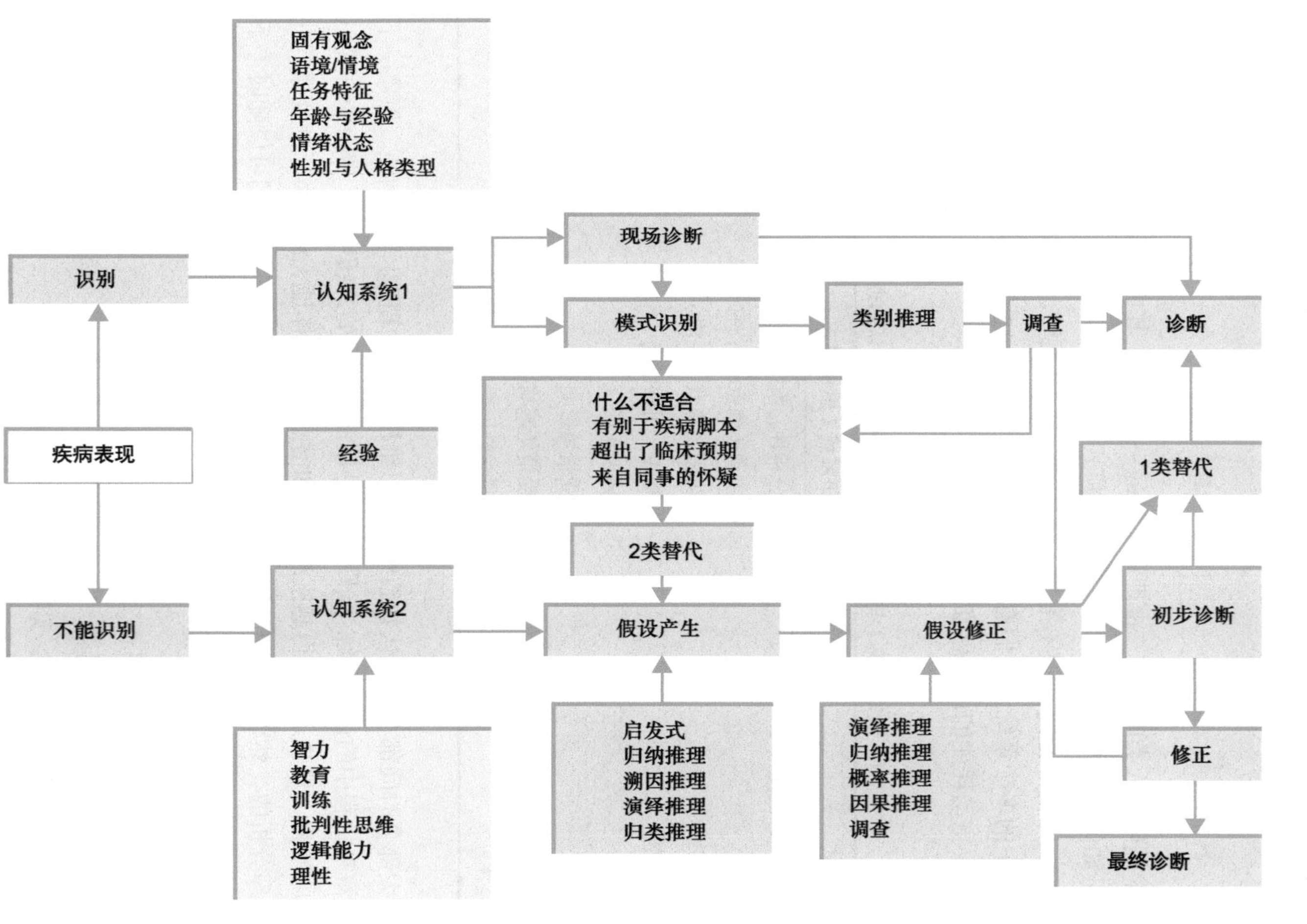

图 4.1 诊断推理修正通用模型

虽然认知系统 1 是通过直觉完成的，但并不意味着决策者没有意识到这种思维方式的存在，或者不能改变这种思维过程。一位临床医生可以在任何时候停下来思考自身的思维过程和原有假设。“2 类替代”（有时称为“理性替代”）通常会在推理前后矛盾 / 不符的情况下触发，思维转变为逻辑分析。同样，临床医生有时会使用“1 类替代”（或“非理性替代”），这并不总是不好的。例如，修订后的日内瓦肺栓塞评分始终优于临床判断，如果分数较低伴有 D 二聚体阴性，根据“直觉”仍然会做肺部血管 CTA 检查。

果我们无法辨识面对的问题，首先需要建立假设，或者形成鉴别诊断。然后不断修正假设，直到确定诊断产生。诊断的精确程度取决于治疗的需要——例如，单纯尿路感染和白血病在治疗前所需要的精确程度是完全不同的。所需要采取的诊断试验同样与治疗需求相关——尿路感染只需要尿液化验，而白血病需要做骨髓穿刺检查。诊断的进一步细化（比如白血病的类型、尿路感染的病原微生物）可以促使假设诊断的修正并确定最终诊断。

诊断过程中的常见错误

在诊断过程中有五种类型的错误：

- 无过失错误
- 系统错误
- 知识欠缺导致的错误
- 对诊断试验的错误解读导致的错误
- 认知错误

无过失错误指的是因无法获得病史、患者隐瞒信息或临床表现非常不典型等情况导致的诊断错误。

系统错误的例子见框 4.5。

知识欠缺是错误诊断的一个重要原因——如果临床医生不知道一种疾病或该疾病的特定表现，即使拥有高明的推理能力也无法建立正确的假设。

框 4.5 诊断过程中常见的系统错误

- 人员配备不足
- 缺乏高级管理人员
- 工作条件差
- 缺乏诊断设备
- 信息技术和设备设施匮乏
- 缺乏沟通渠道

这些条件构成了决策制订的基础。

诊断试验经常会被滥用。医生常常并不理解从诊断试验中所获得信息的意义。诊断试验结果可以改变一个特定疾病存在或不存在的概率，但是很少能确定或排除诊断。详细的讨论见第 3 章。

最后强调的是，认知错误来自思维过程中的潜意识错误，这是诊断错误的主要原因。一些常见的例子见表 4.3。认知错误可以发生在临床推理过程中的任何阶段，尽管认知错误与认知系统 1 的思维模式密切相关，但也可以发生在认知系统 2。

表 4.3 医学推理中常见的认知偏差

认知偏差	描述
锚定效应	根据最初获得的信息就锁定某个特定诊断，拒绝接受其他信息并修正诊断
确认偏误	当我们提出一个初步诊断后，倾向于接受能够证明该诊断的证据，却忽略那些不相符的证据
过早定论	在还没有收集全部信息并验证假设之前就做出诊断。包括那种跨越了建立假设、修正假设的步骤，直接做出最终诊断
搜索信息满足	当得到一个诊断之后就满足，忘记其他诊断的可能。比如经常遗漏二次骨折或二次中毒诊断
缺乏可能性分析	通过思维捷径给出最常见的诊断。例如，面对曾多次因戒酒而表现出意识障碍和躁动的患者直接诊断为“酒精戒断”。正确的做法是排除其他可能诊断，如“肺炎”或“硬膜下血肿”
期盼结果偏误	对某个结果的期盼干扰了医生的判断（比如，外科医生将败血症归咎于肺炎而非吻合口漏）

专家与初学者推理过程的差异

专家使用的推理策略与初学者使用的推理策略确实存在不同。在特定领域，专家采用的是明确目标的信息收集方法，以及非常有效的问题解决策略。直觉思维是专家解决问题常用且高效的方法。专家会通过将当前病例与长期积累的疾病脚本库进行对比做出判断。总体而言，专家比初学者更多地使用认知系统 1 并且取得较好的效果。

初学者需要不断完善专业知识和经验才能成长为专家。初学者本身对面临的问题缺乏经验，也没有建立充足的疾病脚本库，缺乏对相似病例的记忆及处理能力。因此他们的推理缺乏力度、缓慢且繁琐。他们会考虑更多诊断的可能性，并花费大量的时间选择多种方法来区分它们。

从初学者到医学专家，传统上是通过逐渐积累经验以及观察专家的推理过程，即“潜移默化的学习”来实现的。清晰的临床推理教学似乎可以使这一过程更快捷、更高效，但目前还没有证据支持这一观点。

总结

临床推理是复杂的——它通常需要在同一临床情境中同时运用不同的思维；同样地，在不同临床情境中也需要运用不同的思维。这些思维可以通过不同的方式来描述，如表 4.1 中所见。

双重认知理论阐述的是人类如何应用两种完全不同的思维模式进行决策。我们有一种快速的、直觉的思维模式（认知系统 1）；还有一种缓慢、可控且主动耗能的思维模式（认知系统 2）。在日常生活中，我们应用更多的是认知系统 1。导致临床推理错误的原因有很多，主要原因是思维存在的缺陷，这些错误可以发生在任何一种思维类型及任何一个推理过程中。专家和初学者的推理方式有所不同，即使是专家也会受思维过程中产生的潜意识错误的影响，下一章将对这方面内容进行更深入的探讨。

推荐阅读

Croskerry P. A universal model of diagnostic reasoning. *Acad Med* 2009; **84**:1–7.

Graber M, Franklin N, Gordon R. Diagnostic error in internal medicine. *Arch Intern Med* 2005; **165**:1493–9.

Hughes M, Nimmo G. Communication and decision-making in intensive care. In: Nimmo G and Singer M (eds), *ABC of Intensive Care*, 2nd edn. Wiley-Blackwell, Oxford, 2011.

Kassirer J, Wong J, Kopelman R. *Learning Clinical Reasoning*. Lippincott Williams & Wilkins, 2010.

Norman GR, Eva KW. Diagnostic error and clinical reasoning. *Med Educ* 2010: **44**:94–100.

第 5 章
认知偏差

Nicola Cooper

NHS 基金会德比教学医院；英国诺丁汉大学

本章要点

- 认知偏差是普遍存在的，医生也不例外。
- 认知偏差是导致误诊的主要原因。
- 本章将介绍几种在诊疗过程中较为常见的认知偏差。
- 认知偏差不仅仅存在于认知系统 1。
- 不应将认知偏差与专家直觉相混淆，直觉在专家诊疗实践中发挥了重要作用。

导语

医学教育常常会强调临床知识和技能的传授，但很少重视对学生思维能力的培养。在第 4 章我们探讨了临床推理模型，包括双重认知理论。心理学家认为，我们 95% 的时间都在使用认知系统 1，这是一种直觉性、毫不费力的认知模式。但我们为这种“省力”的决策模式所付出的代价就是会产生认知偏差，或者用不太负面的词来描述就是“认知倾向”。“偏差”是指我们倾向于以某种特定的方式对外界事物做出的反应，这是一个普遍现象，我们可以将其理解为大脑的正常运行特征（请参阅本章的推荐阅读）。人类有时是非常不理性的，医生也不例外。

在《清醒思考的艺术》（*The Art of Thinking Clearly*，Dobelli 著）这本书中，描述了 99 种在生活中常见的认知偏差，从“沉没成本谬误”“确认偏误”到“忽视概率偏误”，再到“决策疲劳”（框 5.2），其中有许多认知偏差特别适用于医疗行业。这本书中写道：“自 20 世纪 60 年代起，心理学家开始运用科学方法研究人类的思维、决策和行为。最终得出一个非理性的结论：思维本身不是纯粹的，受诸多因素的影响，极容易出错。这个结论适用于所有人，即便是高智商的人也会陷入同样的认知陷阱当中。错误并不是随机分布的，它们常常是倾向于某一方向的系统性误差。这就使得这种错误具有可预测性，因此在一定程度上是可以修正的，但只能是在一定程度上，不可能完全修正。”

本章将会介绍在日常生活和临床诊疗过程中容易出现的几种认知偏差。在下一章将会探讨人为因素，即人类行为的局限性。

病例介绍

女性，75 岁，因呼吸困难就诊。几周前，肿瘤科医生发现她患有贫血，并嘱咐她如果感觉呼吸困难或头晕，及时来医院就诊，可能需要输血治疗。患者在就诊时的血红蛋白是 84 g/L，与之前比无明显变化。既往因乳腺癌行乳房切除术，正在接受辅助化疗。一般状况好，活动自如，除了止吐药以外，没有服用其他药物。

体格检查结果显示：生命体征、心肺腹查体均正常；12 导联心电图正常。除了血红蛋白 84 g/L 以外，其他血液检查（白细胞计数、血小板、电解质和肝功能）均正常。接诊医生考虑是贫血导致的呼吸困难，并安排她接受输血治疗。急诊科的低年资住院医师对患者做了再次评估，同意接诊医生的判断和处理。夜里 11 时，高年资住院医师回顾了患者的病情，得出了相同的结论。因患者曾经提到过有短暂的心悸，尽管不伴有胸痛，此时有医生提出需要检查高敏肌钙蛋白。肌钙蛋白结果回报 126 ng/L（正常范围是 1 ～ 13 ng/L）。高年资住院医师要求再次行心电图和肌钙蛋白检查。

对此你有何看法？

第二天早上，另一位高年资住院医师和一位肿瘤科护士来看患者，并做输血前准备。接着主管医生又来看了患者，他对之前的诊断产生了怀疑——患者在没有（呼吸困难）症状时血红蛋白就是 84 g/L，那么现在发生呼吸困难的原因是什么？如何解释肌钙蛋白的升高？她从未有过胸痛，12 导联心电图正常，不太可能是心脏的问题。进一步询问病史，就诊前一天，患者在超市购物时突然感到头晕，并伴有心悸和呼吸困难，持续约 10 分钟，随后症状逐渐缓解。从那以后，她就“感觉不太对劲”。于是紧急行肺血管 CTA 检查，发现双侧肺动脉近心端血栓形成。

惯性诊断[①]（图 5.1）是指在缺乏证据支持的情况下仍然“坚持”原有诊断的趋势。

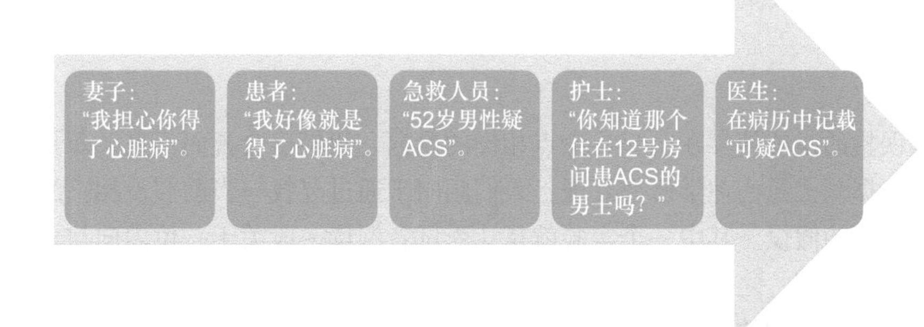

图 5.1 惯性诊断

ACS，acute coronary syndrome，急性冠脉综合征

① 惯性诊断：由于锚定思维导致的认识偏差，在疾病诊断相关人员之间的传播。——译者注

这涉及多个中间环节——通常以一个人的观点，甚至可以是非医务人员（例如患者或家属）的观点开始，越来越肯定地从一个人传递到另一个人。当医生接诊患者时，患者已经被贴上十分牢固的“诊断标签”。

然而，在这个例子中，还有其他导致认知偏差的原因，例如：

- 锚定效应
- 搜索信息满足
- 确认偏误
- 夜班效应（见第 6 章）

锚定效应

锚定是指人在做决策时过度依赖最初信息（锚）的心理倾向。这条最初的信息（在本案例中就是“贫血”）会作为后续判断的依据。一旦设定了“锚定点”，我们的判断就会根据这个点做出，因此在解释时也会围绕这个最初的信息展开，最终导致认知偏差。在商业经营中经常会运用锚定效应，如“推荐零售价”就是其中之一。锚定效应已被一些心理学研究所验证，其中一个实验就是要求房地产经纪人评估房屋的价格，研究者会事先给他们一个随机生成的上市销售价格，尽管这些经纪人否认受到锚定效应的影响，但上市售价越高，他们对房屋的估价就越高。许多研究表明，尽管专家们意识到了锚定效应的存在，并尽可能地在他们的专业领域中减少由此产生的偏差，但锚定效应依然在所难免。

搜索信息满足

“搜索信息满足”是从“满足”和“足够”这两个词延伸出来的。是指我们以为找到了正确的答案或是够用的信息，就停止了继续获取信息，而非系统地、尽可能地获取更全面的、更有价值的信息。在日常生活中，满足感通常是有益的。例如，当在餐厅点菜时，我们需要在种类繁多的菜品中做出选择，或者当存在大量的可用信息时，有必要减少一些选择以做出高效的决定。然而，在某些情况下，满足感可能是有害的，例如，当团队中每个人都认同已制定的决策时，此时所达成的共识可能并不是最佳的解决方案①。

确认偏误

确认偏误指的是即使存在明显与论点相悖的论据，我们也会视而不见，而是继续寻找支持论点的证据。大量心理学研究发现，人们倾向于通过寻找与当前假设相符的证据，以片面地检验之前的假设。其中一个实验就是让受试者阅读一段关于一位内向与外向行为均等的女性的文字介绍。之后，测试者让他们回忆并举例说明她的性格是内向还是外向。一组被告知这位女性应聘的职位是图书管理员，而另一组则被告知她应聘的职位是房地产经纪人。结果发现，两组受试者的回忆具有显著性差异，“图书管理员组”更多回忆的是内向行为的例子，而“房地产经纪人组”更多回忆的则是外向行为的例子。

---

① 认知心理学家把这种现象称为“团队迷思”。——译者注

认知吝啬效应

Croskerry 阐述了“认知吝啬效应”对临床决策的影响（详见推荐阅读）。人类大脑通常倾向于选择节能模式，即认知系统 1 常常占有主导地位，这种毫不费力的思维模式会让我们进入舒适的麻木状态，这就是所谓的认知吝啬效应。例如，一位高年资住院医师在夜班处理大量工作时，就容易陷入这种模式。这种所谓的节能模式可能存在一定风险，如没有做详细的问诊和体格检查，仅凭看到的表面现象，不经思考地全盘接受他人的观点。这种思维方式容易导致误诊。

常见的认知偏差

认知偏差是由潜意识导致的判断偏差。从进化的角度讲，它们之所以能够得以延续和发展，是因为快速反应通常比准确性更有利于人类的生存。偏差产生的根源是信息处理捷径或启发式（框 5.1），人类大脑处理信息、社会影响①、情感以及道德动机②的能力是有限的。不同类型的认知偏差如图 5.2 所示。

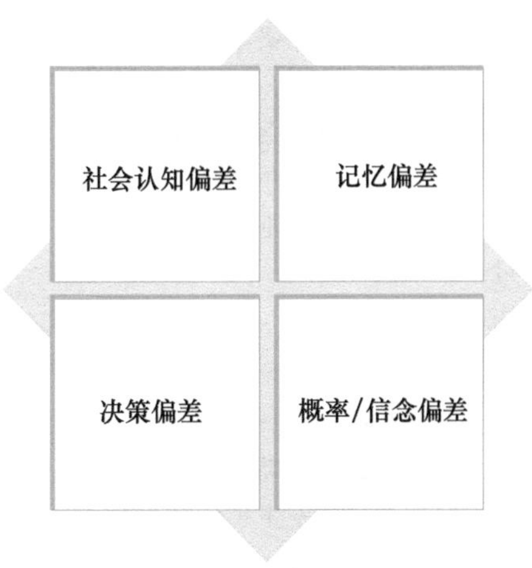

图 5.2　认知偏差的种类

框 5.1　启发式

启发这个词源于希腊语的“查找”或“发现”。指的是基于经验做决策的方法，“启发式”有时也被称为“模式识别”——是一种专家常用的思维捷径。人们常常会不自觉地运用“启发式”思考，比如“刻板印象”，即人们会对人和事形成自己的观点，由此做出相对主观的判断。

---

① 社会影响是一种非常普遍的社会心理现象，是由社会压力导致的个人行为与态度向社会占优势的群体方向变化的过程。具体包括从众、服从、社会助长与社会惰化、群体极化与群体思维等。——译者注

② 道德动机是推动人们产生和完成具有道德意义行为的内在动力。它由道德认识和道德情感所构成，当道德认识和道德情感成为推动人们产生和完成道德行为的内部动力时便成为道德动机。只有当道德认识和道德情感升华为道德信念时，人们才会具有真正的自觉和自律。——译者注

框 5.2 列举了一些与医疗相关的认知偏差。这些认知偏差常常相互关联又相互作用。例如，过度自信偏差，即倾向于相信自己知道的比自己实际知道的多，过多的信念会被限制在自身的观点之中，而非建立在客观收集证据的基础之上。这种偏差可以被锚定效应或可得性偏差强化，并以任务偏差（框 5.2）收尾，最终导致了错误的判断和决策。

框 5.2 常见的认知偏差

锚定效应 是指在做决策时，人们会倾向于过分地依赖第一条信息的现象（“锚定点”）	**框架效应** 是指同一事物的不同描述方式会让他人产生不同的理解和判断。例如，在交接班过程中，交接方可能会产生认知偏差。始终对他人的诊断保持“理性的怀疑态度”，可以减少框架效应的影响	**过早定论** 是指未充分考虑并排除其他可能性之前就做出诊断，过早结束决策流程的认知倾向
确定偏差 是指人一旦产生某个信念，就会努力寻找与它相符的证据，并无视那些不符的信息（“自我实现预言”）。例如，一个经常自残的患者因嗜睡于急诊就诊——所有人都认为是用药过量导致的，而忽略了脑部损伤的可能	**赌徒谬误** 错误地认为如果某件事发生的频率比正常高，那么未来这件事发生的概率会降低（反之亦然）。当观察的事件是随机发生时，这种推理就是错误的	**精神疾病误判** 当精神病患者出现医疗问题时，常常会被认为是精神疾病引起的问题，而没有做充分的评估和排查其他疾病的可能
归因谬误 是对因果关系的误判。例如，一位患者在接受某种治疗（y）后好转，我们会认为诊断就是 x（依据是 y 药物对 x 有效）	**后见之明偏差** 对（不良）后果的深刻认识影响了对过去发生事件和决策过程的客观评价，如对诊断错误的过度反省	**代表性偏差** 是一种把“相似的”误认为“相同的”错误判断。例如，“如果它长得像鸭子，走路也像鸭子，那它就是鸭子”。这种模式识别可能会遗漏一些非典型表现的疾病
可得性偏差 如果最近遇到过某种病例，或者正在学习某种疾病，该疾病在诊断排序时就会比较靠前。例如，当作者在癫痫门诊工作时，会认为所有黑矇都有可能是癫痫发作的表现	**多种选择偏差** 当有多种可能性存在时，就会导致很大的不确定性。如果能将这些可能性转化成更小、更熟悉的子集，则有助于做出决策，但这会导致遗漏其他可能的疾病	**搜索信息满足** 是指我们以为找到了正确的答案，或是够用的信息就停止了继续获取信息，而非系统地、尽可能地获取更有价值、更全面的信息

续框

忽视基础患病率
诊断时忽视了患病率较高的疾病，这违背了贝叶斯定理（见第3章）。有时，临床医生为了排除患病率低但会导致严重后果的疾病时会刻意使用

忽略偏差
是由“确保不伤害”原则衍生而来的一种消极决策。认为病情的恶化归因于疾病的自然进展比归因于医疗的干预对患者更容易接受

萨顿借口
这是以布鲁克林一家银行抢劫犯的名字命名的。他解释抢劫银行的理由是“因为那是个有钱的地方”——这种明显站不住脚的解释被称为萨顿策略。如果不考虑其他可能性，结论一定是错误的

任务偏差
是指认为只有采取行动（完成任务）才会带来获益，而不会选择“观察和等待”的认知倾向

顺序效应
大脑倾向于记住提供给我们开头和结尾部分的信息，而不是全部信息。在交接班中需要意识到这种认知偏差

分诊暗示
分诊的目的是将患者送到正确的科室诊治。然而如果最初分诊错误，就会影响到后面的判断和决策。所谓“地点决定命运”。例如，一位糖尿病酮症酸中毒患者因腹痛、呕吐被送往外科手术。错误的地点（外科病房）限制了医生思考导致腹痛和呕吐的其他病因

确认偏误
是指即使存在明显与论点相悖的证据，我们也会视而不见，而是继续寻找支持论点的证据。当一位患者首先于全科或者急诊科就诊再到专科就诊时，确认偏误会很常见

过度自信偏见
是指过度相信自己的倾向，即相信自己知道的比自己实际知道的多，从而导致过多地相信自己的主观想法，而非寻找更多的客观证据

违背解压缩原则（unpacking principle）
是指在无法“解压缩”所有可用信息时，意味着有些线索会被遗漏。例如，未从患者或照顾者（老年医学科常见的问题）那里采集全面的病史，则做出正确诊断的可能性就会打折扣

惯性诊断
是指当患者本人或者其他医务人员将一个“诊断标签”贴在患者身上后，每次就诊时就会默认这个诊断，就像“惯性”，让后续的医生对这个诊断深信不疑，再不考虑其他可能

缺乏可能性分析
是指我们的诊断假设过分地被患者的诊治经过所影响。例如，已经在头痛方面做了全面检查的患者，因为严重头痛再次就诊，我们可能会低估其发生严重疾病的概率

感性的偏见
是指医生对患者积极或消极的情绪可能会影响判断和决策

引自：Croskerry P. Achieving quality in clinical decision making：cognitive strategies and detection of bias. *Acad Emerg Med* 2002；9：1184-204.

只有认知系统1才会出现偏差吗？

所有的双重认知理论（详见第4章）都会将直觉型思维与逻辑型思维做比较，前者是明显独立于认知能力的快速的模式识别，后者则是与认知能力密切相关的缓慢的、可控的、耗能的、需要保持大脑活跃度的逻辑推理（图5.3）。尽管在许多文献中都会提到认

知系统 1 与认知偏差之间存在较为密切的关系，双重认知理论也具有充分的证据支持这一点，但 Evans（详情请参阅推荐阅读）还是指出了该理论存在的一些问题。首先，只有认知系统 1 会导致认知偏差，认知系统 2 从不会犯错的这种说法并不完全符合事实。许多证据表明，仅凭直觉而不是分析性 / 反思性思维，就能很好地进行专家决策，有时过于刻意的推理反而会导致更差的结果。在应用认知系统 2 时，人们可能会运用错误的规则或者在应用的过程中出错。其次，虽然认知系统 1 的处理过程通常比认知系统 2 的速度要快，但并不能反过来说快速的处理方式指的仅仅是认知系统 1。认知系统 2 也可以在简单规则基础上，通过短暂反思，做出快速判断。与专家的直觉一样，认知系统 1 的思考和判断是可以建立在大量的隐性信息基础之上的。

认知偏差与专家直觉

当在缺乏必要的信息的情况下做决策，大脑就会运用思维捷径和经验法则（启发式）。第 7 章探讨有关“元认知”的概念（对思维过程的思考）以及如何制定策略以预测和减少推理错误的发生。然而，启发式并不一定会出错，认知偏差不应与在专业实践中发挥重要作用的专家直觉相混淆。在专家直觉研究领域的一位权威学者 Gary Klein（详见推荐阅读）认为，人们在任何特定领域拥有的经验越多，对直觉就越依赖，这种直觉是在经验中自然而然产生的（例如框 5.3）。因此，他将直觉定义为“我们将经验转化为行动的方式”，即重复的经验会无意识地与某种模式建立关联。当我们识别出这一模式，就会对某个现象具有一定的判断力，知道需要寻找什么线索以及如何应对。这位主治医生是如何通过患者的病史考虑肺栓塞的可能？（见上述案例）这个判断过程结合了危险因素（年龄、癌症和化疗病史）的识别，将肺栓塞和用其他病因无法解释的呼吸困难联系起来，并发现血液检查结果并不符合之前的诊断，而是更符合肺栓塞。

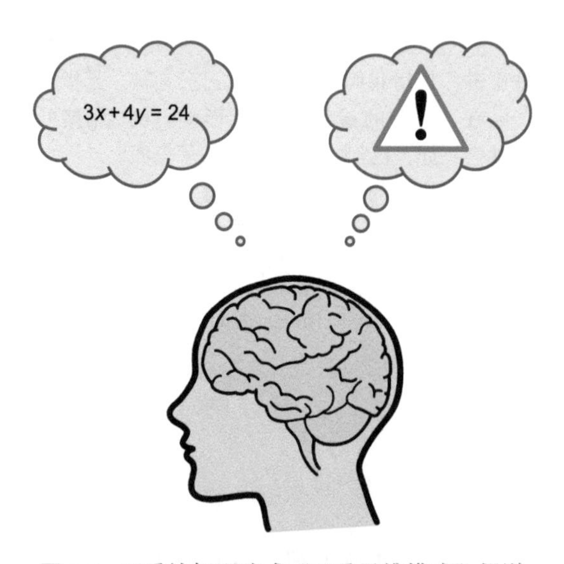

图 5.3 双重认知理论或“双重思维模式”假说

框 5.3 新生儿病房的护士

Gary Klein 讲述了一位长期工作在新生儿重症监护病房护士的故事。某天在正常交接班时，这位护士从一位同事照顾的患儿身边走过，发现“情况有些不妙”。这个患儿由一位低年资护士负责照顾，那位护士整晚都在监测生命体征。患儿一直处于嗜睡状态，当然正常婴儿大部分时间也是在睡觉。这个患儿的体温有所降低，但仍在正常范围内。早班的时候，患儿的脚后跟被采血针刺破并贴了创可贴，血标本已经送检，脚后跟因出血留下了一个黑点。这位经验丰富的护士为患儿做了仔细的检查，发现患儿看起来精神不太好。她看了一下记录表，并询问那位低年资护士患儿的精神情况，当得知婴儿的精神变得越来越差时，她接通了急救电话。

这位资深护士意识到患儿很可能存在败血症，并立即给予抗生素治疗，最终血培养结果是阳性的，证实了这位护士的判断。这些征象对于她来说是显而易见的，但那位低年资同事却并没有把各种征象联系起来，从而想到败血症，这是因为她从没有见过败血症的患儿。

专家可以在一些特定情境中代入他们的知识和经验，但仅限于特定的专业领域。1973 年，两名美国心理学家将受试者分成两组：一组由国际象棋大师组成，另一组由国际象棋初学者组成。研究中分别向他们展示正在对弈的棋盘中的 20 ～ 25 个棋子。短暂地展示后，要求他们回忆棋子所在的位置。国际象棋大师能回忆起棋盘中每个棋子的位置，但初学者只能回忆起四五个棋子的位置。然后重复这个实验，但是这次将棋子随意摆放在棋盘上。此时，国际象棋大师的回忆准确性并不比初学者好。国际象棋大师凭借多年的经验，可以在对弈过程中找到棋子的位置并且能看清整个布局。棋子好比单词中的字母，就像读者能识别完整单词一样，国际象棋大师就是国际象棋语言的专家。但是，如果仅仅让他们看一堆杂乱无章的字母，他们并不比其他人表现得更好。如何组装这些“片段”将在第 9 章中做进一步的讲解。

专家直觉实际上是隐性知识的代名词。尽管涉及直觉，但这种直觉和我们每个人（也包括专家）都有的潜意识里的“想当然”是完全不同的。如框 5.2 所示，很显然专家是轻松自如地应用直觉（实际上并非毫不费力）；同时，图 5.4 对教授和学习临床推理有重要的意义。

总结

认知偏差在日常生活和临床实践中无处不在。它存在于我们的潜意识中，会导致感知扭曲、错误判断和不合理的逻辑。智力和经验并不能让我们避免认知偏差，认知系统 1 和认知系统 2 都可能发生这种错误。然而，也有证据表明，直觉思维可以很好地用于专家决策。因此，虽然我们需要认识自己的思维过程，以减少认知偏差所带来的影响，但这并不意味着直觉本身是需要被摒弃的。事实上，专家的临床实践能力可以通过建立明确的目标以及长期经验的积累来培养——这些经验结合对决策过程的反思和反馈，能够让我们及时地识别模式、感知情境、寻找线索、制定决策，同时反思自己的思维。

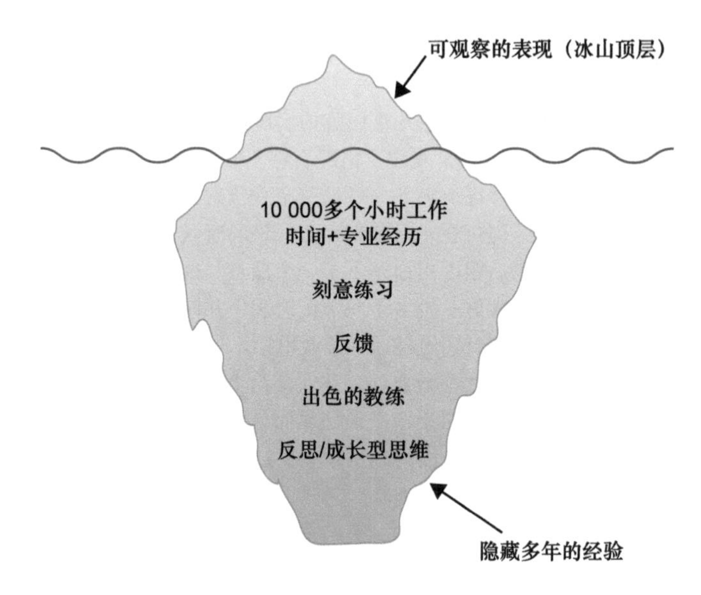

图 5.4 专家应用直觉貌似毫不费力

例如，当你观察一位伟大的网球运动员时，你可能会认为他是个天才，并产生他能轻松就获得成功的错觉。因为你并不知道他从 4 岁就开始打网球，多年来坚持每天练习数小时，拥有最优秀的教练，参加刻意练习，并且在训练中不断从错误中学习（反思）和提高。正是这样的经历才可能拥有那样的“毫不费力”，我们在临床工作中所观察到的专家直觉也是如此。

推荐阅读

Croskerry P. Bias: a normal operating characteristic of the diagnosing brain. *Diagnosis* 2014; **1**:23–7.

Croskerry P. Clinical decision making. In: Barach P, Jacobs L, Lipshultz SE, Laussen P (eds), *Pediatric and Congenital Cardiac Care: Vol. 2: Quality Improvement and Patient Safety*. London: Springer-Verlag, 2015; pp. 397–409.

Dobelli R. *The Art of Thinking Clearly: Better Thinking, Better Decisions*. Sceptre, 2014.

Evans J St BT. Dual process theories of deductive reasoning: facts and fallacies. In: Holyoad KJ and Morrison RG (eds), *The Oxford Handbook of Thinking and Reasoning*. Oxford: Oxford University Press, 2012, pp. 115–33.

Klein G. *The Power of Intuition*. New York: Currency-Doubleday, 2003.

Syed M. Bounce. *The Myth of Talent and the Power of Practice*. London: Fourth Estate, 2011.

第 6 章

人为因素

Nicola Cooper

NHS 基金会德比教学医院；英国诺丁汉大学

本章要点

- “人为因素”又称“人的因素”，是一个比较宽泛的概念，用于描述人与人之间的互动方式、工作体系与技术特点。
- 人为因素包括设备的配置、体系的构建和流程的设计，其目的是保证人能够高效地做正确的事。
- 人为因素的基础培训包括对错误的理解、对人的行为以及团队内部沟通局限性的认识。
- 人为因素培训可以提高团队绩效。
- 对人为因素的理解能够让我们的行为更安全，减少出错的机会。

导语

“人为因素”是一个宽泛的概念，用于描述人与人之间的互动方式、工作体系和技术特点。对人为因素研究最早的领域是安全行业（如航空业、核能、军事领域）。许多研究结果表明，人为因素是引发大多数事故的主要原因。例如，通过事故分析、模拟研究以及驾驶舱通话记录回溯发现，不安全的飞行条件往往与缺乏危险识别和有效沟通有关，而非专业知识缺乏。在对手术室里的医疗事故进行分析时，也得出了类似的结论。

2013 年，英国卫生部联合包括英国健康教育及英国国家医疗服务体系（National Health Service，NHS）等几家医疗卫生机构签署了一份关于医疗卫生领域人为因素的联合声明，主要内容如下：

> 人为因素的理论与实践是通过对个体行为、人与人之间以及人与环境之间相互作用的深入理解，来优化人的行为。该理论首先承认人类认知的局限性，通过纠正人的认知偏差，以减少医疗差错及其导致的不良后果。该声明强调英国国家卫生医疗体系的核心价值是患者安全和卓越医疗服务，由此掀起了一场

医疗领域的文化变革。

人为因素已完全融入于航空领域培训的各个方面，飞行员还需要特别强化沟通能力的训练。这种训练不是一次完成的，而是循序渐进的，并且需要全员参加。所有飞行员都必须通过人为因素的考核，遗憾的是，虽然临床工作环境比航空更复杂，且更不可预测，仍有许多医务人员对人为因素缺乏认识。人为因素的基础培训包括：

- 对错误的理解
- 对人类认知与行为局限性的认识
- 团队内部沟通

人为因素有时也被称为“人因工程学”，是一门适用于对安全性要求较高行业的学科。设备的配置、工作环境的布局、体系和流程的设计是该学科最重要的组成部分，其目的是让人高效地做正确的事情。具体包括人员结构、工作时间和休息时间的安排。本章着重探讨“认知功效学”，即医疗行为中认知的局限性及团队缺乏沟通所导致误诊和其他医疗事故的发生。

人为因素与临床推理之间存在什么关系？在第 5 章我们探讨了日常生活和临床实践中常见的认知偏差。本章关于人为因素的探讨着重关注发生在医疗团队、工作环境的认知偏差和“情感偏见”，即情绪和环境对认知的影响。

医疗中的错误

直到 1991 年，人们才对医疗不良事件有了一定的认识（医疗不良事件的定义见框 6.1）。大量研究表明，医疗系统可能是不安全的，英国的一项研究结果显示，住院期间会有 10% 的不良事件发生，其中 1% 会直接导致死亡，约有一半的不良事件是可以防范的。2014 年，英国的总住院人次约为 1500 万。

框 6.1 医疗不良事件的概念

- “不良事件”是指医疗系统而不是疾病本身给患者造成的意外伤害。
- 有些不良事件是可以防范的，有些则是无法预知的。例如，对青霉素过敏的患者可能不知道自己对青霉素过敏，这样的不良事件就无法避免。据估计，约有一半的不良事件是可以防范的。
- 医疗差错的数量远高于不良事件的数量。这是因为错误不一定会造成伤害，或者在其产生伤害之前被及时阻止（如开错处方）。
- 不良事件只是冰山一角。在每一个重大不良事件的背后，约有 29 项轻度伤害和 300 项“无伤害事故”（这个比例称为海因里希比率）。这类分析很有价值，因为我们可以通过分析大量“小事故”是如何发生的，从而深入了解导致差错的原因。这也是事故报告在航空业具有强制性和需要保密的原因。

研究表明，差错是可预测的，它经常以相同的方式反复出现。医护人员并不会故意伤害患者，而是“人皆犯错”。工作者自身、工作体系以及工作流程，都可能是一种适应性模式，它一方面可以降低差错和不良事件的发生，同时也会增加“等待事故发生”的机会[①]。这就是所谓的人为因素。

图 6.1 展示了人为因素工程在日常工作中的应用。医疗设备的配置往往没有考虑到人类认知的局限性，这也是导致医疗事故的常见原因之一。当医疗机构使用大量不同类型的医疗设备时，就会增加出现差错的风险。英国国家病人安全机构（National Patient Safety Agency）的一项调查发现，约有 31 种不同类型的输液器在英国医院使用，而临床上并没有对如此多品种输液器的需求。该机构由此发出安全警告，建议医疗机构应尽可能减少使用不同类型的医疗设备。

严重的不良事件往往会发生在一系列小错误之后——这被称为“错误链”，可以用 James Reason 描述的瑞士奶酪模型来解释（图 6.2）。

流程的简化、标准化操作的应用、设备的设计、全员的入职培训、电子处方的使用——这些都是减少医疗行业“人为因素”差错发生的措施。除此之外，还需要了解人类认知系统的工作特点，以及如何避免犯错，进而减少不良事件的发生。

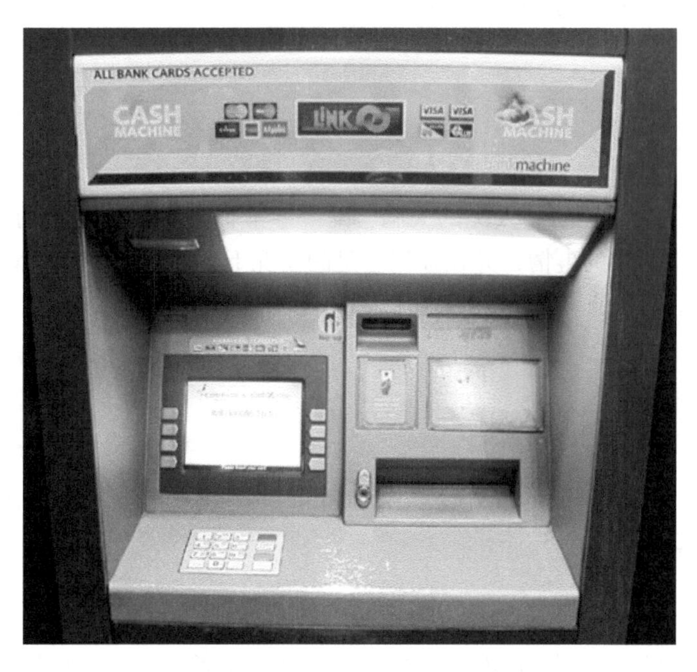

图 6.1　人为因素工程的日常应用——自动取款机 /ATM

世界各地的取款机都具有相同的设计，从键盘数字的排列，到取钱前发出的语音提示以及取钱后屏幕显示取走银行卡的提醒。这是人为因素工程应用的一个例子，设计要考虑到人类认知和行为的缺陷。如果自动提款机没有这些设计环节，不知会有多少人忘记取走银行卡！

① 固化的思维模式限制对事故的预判能力。——译者注

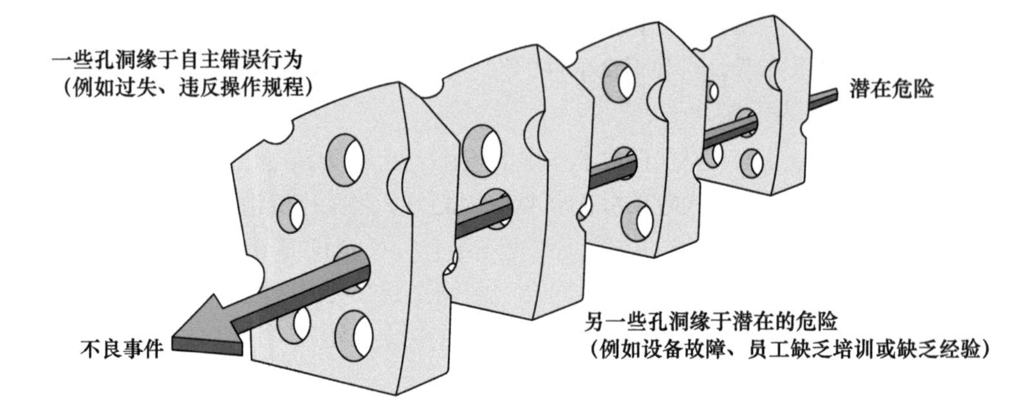

图 6.2 引发事故的“瑞士奶酪”模型

例如，输血有一系列安全保障措施，包括献血、（感染）筛查、储存和监管。但在任何人为体系中，这些防御系统就像瑞士奶酪一样，都是存在漏洞的。如果这些对齐的漏洞（错误）恰好同时出现，则会发生重大的不良事件。这里我们必须意识到，为了防止不良事件再次发生，这些潜在的危险因素或者“导致不良事件的根源”必须尽早去除。这是一个系统工程，很少因为一个人的行为导致不良事件的发生。

引自：Reason, J. *Human Error*. Cambridge University Press, 1990.

人类认知和行为的局限性

人类的认知是不完美的。人类的大脑会对一些显而易见的事物视而不见，却又会凭空想象出一些并不存在的事情，并在证据不足的情况下仓促地下结论。请看框 6.2 中的文字，快速将这句话读两遍。请回忆一共有几个“F”？

框 6.2 一共有几个“F”？

快速将这句话读两遍：

FINISHED FILES ARE THE RESULTS OF YEARS OF SCIENTIFIC STUDY COMBINED WITH THE EXPERIENCE OF YEARS

当这个实验在挤满人的屋子里进行时，人们的答案会各不相同。有的人能看到 2 个，有的能看到 3 个、4 个，或 5 个、6 个。这是一群高智商的人（通常是医生），他们都能读懂英语，且都在看同样的东西，但作为一个群体，他们做出的判断却不尽相同。图 6.3 展示的是另一个类似的例子。这些实验被用来训练“态势感知”①。每个人都拥有态势感知的能

① 态势感知（situation awareness，SA）：指在特定时空下，对动态环境中各元素或对象的觉察、理解以及对未来状态的预测。换句话说就是经过对某种信息的处理达到的知识状态，这种处理过程称为“态势评估”（situation assessment）。态势感知中的“觉察”又称为一级 SA，本质上是“数据收集”；“理解”称为二级 SA，本质上是理解数据中的知识（数据中的对象及其行为和对象间的相互关系）；“预测”称为三级 SA，本质上是知识的应用。——译者注

力；但如果缺乏交流，特别是当某些事情看起来显而易见时，一个团队的态势感知会被弱化（框 6.3）。

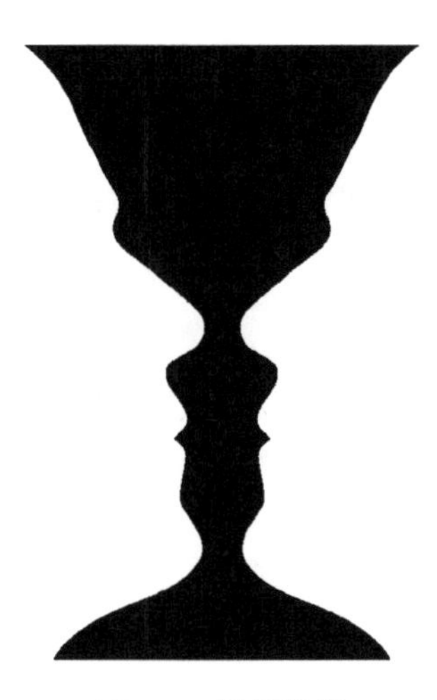

图 6.3　视觉错觉
你看到了花瓶还是脸？

框 6.3　态势感知

一架轻型飞机正朝着一个群山环绕的机场飞去。这是一位经验丰富的机长，曾多次在这条航线上飞行。但他对这样的飞行感到厌烦，心里还在想着最近家中发生的一些事情。无意间将飞机下降到了最低安全高度以下，而副驾驶是个新手，这是他第一天驾驶飞机，尽管他看到了飞机正朝山飞去，即将与山顶相撞，可是他认为机长经验丰富，肯定知道自己正在做什么，没有必要提醒他。

引自：McAllister B. *Crew Resource Management. Awareness, Cockpit Efficiency and Safety.* Shrewsbury：Airlife Publishing Ltd,1997.

哈佛大学的 Drew 等邀请了 23 位放射科医生阅胸部 CT 片，寻找里面的肺结节。然而放射科医生不知道的是，研究人员事先在一些 CT 片中重叠了火柴盒大小的大猩猩图片。结果发现，尽管他们平均用了 5.7 秒观察这些含有大猩猩插图的图像，并曾短暂地盯着大猩猩图片所在的位置看，仍有 83% 的放射科医生会漏掉这些比常见肺结节大 45 倍的大猩猩图片。

这个实验结果强调了我们常常会将注意力集中在视野的一小部分，并对干扰因素做人为过滤，当我们专注于这些点时，就会忽略了其他事物。这就解释了在过去为什么会有许多患者因为错误注射氯化钾而意外死亡，原因是氯化钾与用于冲管的氯化钠都被摆放在病房的药品柜里。那些寻找氯化钠的医务人员很容易看到氯化钾的标签，但却没有注意到上面写的是氯化钾（而非氯化钠）。解决这个问题的方法很简单，就是不再将氯化钾保存在病房里。

人类会觉察到一些在现实中不存在的事物，并倾向于“填补空白”，从而做出假设并妄下结论。正如 Daniel Kahneman 在其著作《思考，快与慢》（*Thinking, Fast and Slow,*

Allen Lane, London, 2011）中所阐述的观点，人类是直觉思考者，但人类的直觉并不完美。框 6.4 展示了这本书中的一个例子。

框 6.4 “偷懒”的认知系统 1

这是一个简单的题目。不要计算，仅凭直觉给出答案：

一个球拍和一个球总价是 1.1 美元。

球拍比球贵 1 美元。

那么这个球多少钱？

在你的脑中会出现一个数字：10 美分，大多数人会想到这个答案。正如 Daniel Kahneman 所说，这是一种直觉性的、有吸引力的错觉（正确答案是 5 美分）。

如 James Reason 所说：“好医生不是不会犯错；他们知道自己哪里可能会犯错并且会留意是否犯错。”

即使是在最好的状态下，我们的感知和行为依然可能出错，并且会受一些负面因素的影响，如：

- 夜班
- 疲劳
- 压力
- 超负荷工作 / 认知超负荷
- 带病工作

一项调查显示，75% 的飞行员认为疲劳会影响工作状态，但只有 30% 的外科医生对此有相同的看法。实际上，研究表明，缺乏睡眠会严重影响工作状态。1997 年，D. Dawson 和 K. Reid 在《自然》杂志上发表了《酒精和疲劳对工作状态的影响》（Fatigue, alcohol and performance impairment）的研究，研究对象是妇产科住院医师，将其分为两组，一组工作 24 小时，另一组不工作，但需要饮酒，每隔一段时间对这两组受试者进行认知心理测试。工作组住院医师经过 17 小时的持续清醒期（到凌晨 3 点），工作状态会下降，相当于血液酒精浓度 0.05% 的水平，这是大多数西方国家的酒驾标准。夜班结束时（早上 8 点）的工作状态相当于血液酒精浓度 0.1% 的水平——这就是英国取消 24 小时值班制的原因。

第 4 章阐述了双重认知理论，即认知系统 1 和认知系统 2。涉及认知系统 2 的大脑思考路径（深思熟虑的分析型思维）在很大程度上受睡眠、疲劳和认知超负荷等因素的影响。图 6.4 展示了许多因素结合起来会增加发生认知偏差的概率，从而导致诊断错误及其他错误的发生。

个体如何克服人类行为的局限性？以下建议摘自“在医疗行业中实施人为因素的指导意见”（详见推荐阅读）：

- 要有自知力。当感觉压力过大以及难以集中注意力时，要意识到出错的风险会增加，此时需要采取相应的措施。
- 在平时加强应急演练，在紧急情况下迅速确定领导者。

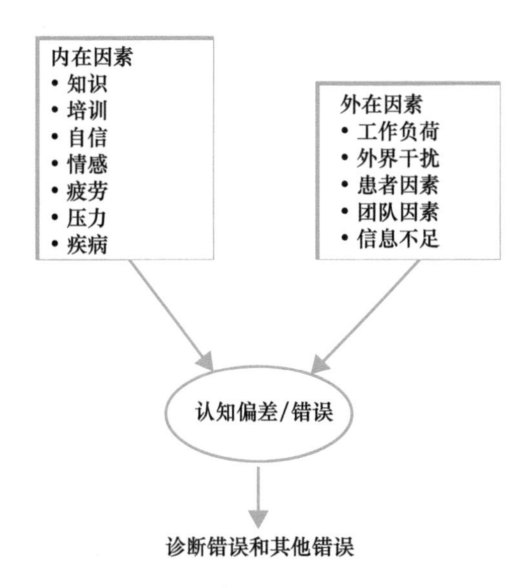

图 6.4　诊断错误概率增加的影响因素

- 在进行复杂的药物剂量计算时，应该远离嘈杂的环境，并请他人核对。
- 不要依赖记忆力。人类的大脑在任何时候都只能同时记住 7 ～ 8 件事情。使用诊断清单及标准操作流程可以帮助实现最佳实践。
- 需要意识到人类经常看到的是他们期望看到的事物。
- 如果一项任务需要集中注意力来完成，应做好充分准备确保不要分心。
- 尽可能简化临床诊疗流程并避免环境因素的影响。

团队沟通和交流

由于人类的认知系统本身是存在缺陷的，当我们在嘈杂忙碌的临床环境中工作时，团队内部的沟通是极其重要的。英国有一项针对人为因素或非技术性技能的专项培训课程，被纳入毕业后医学教育的培训计划中（详见框 6.5）。

框 6.5　人为因素 /“非技术性技能”培训课程

在英国开设了麻醉师非技术性技能（anaesthetists' non-technical skills，ANTS）的毕业后培训课程。重点关注认知（意识、决策）和人际交流能力，该项培训可以帮助临床团队提升表现。

ANTS 培训包括以下领域：

团队合作	任务管理
团队协作能力	规划和准备
交换信息能力	优先排序
领导力	支持和维护
	标准制定
	识别和利用资源

续框

评估能力	决策力
合作能力	选项识别
态势感知（解释见前文）	权衡风险获益后的选择
获取信息能力	再评估
识别和理解能力	
预判能力	

资料来源：ANTS：Anaesthetists' Non-Technical Skills System Handbook. University of Aberdeen and Scottish Clinical Simulation Centre, 2001. Available from：http：//www.abdn.ac.uk/iprc/documents/ants/ants_handbook_v1.0_electronic_access_version.pdf (accessed February 2016).
NOTSS：Non-Technical Skills for Surgeons System Handbook v 1.2. 2006. University of Aberdeen. Available from：www.abdn.ac.uk/iprc/notss (accessed 18 February 2016).
SPLINTS：Scrub Practitioners' List of Intraoperative Non-Technical Skills Handbook. University of Aberdeen, 2009. Available from：www.abdn.ac.uk/iprc/splints (accessed 18 February 2015).

为了保证有效的沟通，首先信息需要足够清晰，然后根据接受者的特点选择性地提供信息。换句话说，就是想办法让接受者通过倾听、理解进而接受这些信息，并将其转化为行动。大多数不良事件发生的根本原因是沟通问题。

有效的沟通包括：

- 陈述客观事实
- 报告正在做的事情
- 不使用代词（例如他、她、它、他们）
- 使用“回放”：复述信息以确保其正确性
- 清晰地表达你的需求
- 清楚地阐明安全问题
- 倾听

例如，一名低年资医生参与呼吸病房查房。他与主治医生、专科住院医师、病房护士一起阅读胸片，经过讨论，医生们认为胸片是正常的。讨论后，病房护士才指出左侧存在大量气胸，她认为这个问题过于明显，所以在讨论过程中并没有提醒。在英国手术室里许多手术部位错误的医疗事故，都会有人事先发现手术部位不对但并没有说出来。世界卫生组织的安全手术清单包括每次手术前的核查时间（time out），这个时间是让团队一起确认手术患者和手术部位（包括确定是左侧还是右侧）。

在紧急情况下，大声说出你正在做的事让团队其他人听到是非常重要的。因为很容易出现重复给药的差错，或者认为其他人已经给过药了，但实际上根本没有用药。“让人疑惑的代词”在临床实践中普遍存在，在医院里工作人员经常提到“他 / 她 / 它 / 他们”，而不是患者的名字和位置，这种代词的使用很容易导致理解错误。对口头命令（如药物治疗）和信息（如电话报告血液化验结果）使用“回放”的方式来核对，能够显著减少不良事件的发生。

SBAR[状况（S，situation）、背景（B，background）、评估（A，assessment）、建议（R，recommendation）] 系统源于军事沟通，如框 6.6 所示。它同样适用于医疗工作中的沟通，可以在有限的时间内增加沟通的信息量。SBAR 中最有价值的往往是最后一部分——建议。这个部分会清晰地阐述他们认为接下来应该做什么。回忆一下你会发现有些人常常只给你讲了个故事，却没有确切地告诉你接下来该怎么做。

框 6.6　SBAR 沟通系统

S　Situation：状况

我是（名字 / 称呼），在（地点）呼叫；

打电话的原因是：我有一位预警评分高达 9 分的患者，需要医生尽快赶到现场。

B　Background：背景

患者（姓名）于（日期）因肺炎入院。平素体健。

他当日的血氧持续下降，需要不断上调吸氧浓度。

A　Assessment：评估

他的生命体征（读出具体生命体征），我想问题是……

或者，我不确定是什么问题，但（姓名）的病情正在恶化

这是我（到目前为止的处理）。

R　Recommendation：建议

我需要你在 30 分钟内看（姓名）患者。

对方可以用 SBAR 沟通系统摘要复述信息，打电话的人可以复述任何指令，以确保这些指令被准确地接收。

资料来源：Patient Safety First：http：//www.institute.nhs.uk/safer_care/general/patient_safety_first.html (accessed February 2016).

National Early Warning Score (NEWS). Standardising the assessment of acute illness severity in the NHS. Royal College of Physicians of London, 2012. Available at：https：//www.rcplondon. ac.uk/resources/national-early-warning-score-news(accessed February 2016)

最后，如框 6.3 中的场景所示，清晰地表达安全问题并听取他人意见是至关重要的。他人无论多么有经验，都可能看不到你所看到的问题。换句话说，人皆犯错。“危险信号”是一种警告——一般在不良事件发生前几分钟出现。在框 6.7 中列举了一些危险信号。这意味着你必须停下来与团队其他成员沟通，以便重新评估情况。

框 6.7　危险信号

危险信号具有预警作用，也称“红旗征（红色警告）”，通常在不良事件发生前的数分钟出现。包括：

- 混乱状态
- 信息冲突或缺失

续框

- 不遵守标准操作流程
- 焦虑不安
- 抵触情绪或易怒
- 不作为
- 警报信号
- 危险的想法

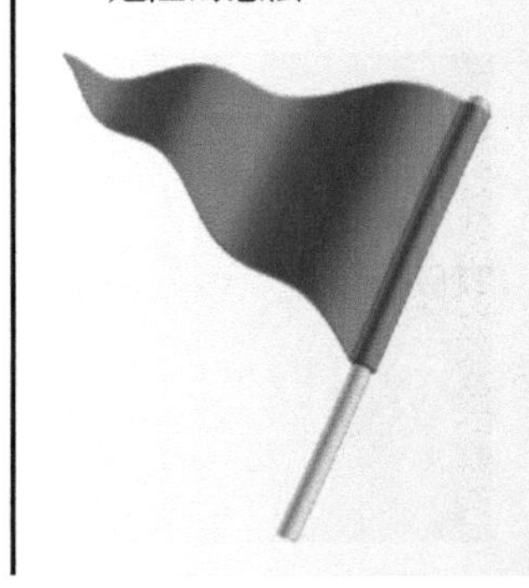

医疗体系中人为因素的应用

医疗体系中如何关注人为因素？从对错误的全面理解，到设备的配置、工作场所的布局以及轮岗制度、系统和流程的梳理，认识人行为的局限性并加强团队内部沟通，从而保证团队高效完成任务。

在医疗行业运用人为因素的方法之一就是做相关内容的全员培训。例如，在英国，医务人员必须接受消防安全培训，但在医疗行业中，人为因素造成的不良事件远超过火灾。图 6.5 说明了在医疗机构中人为因素培训的“层次结构图”。

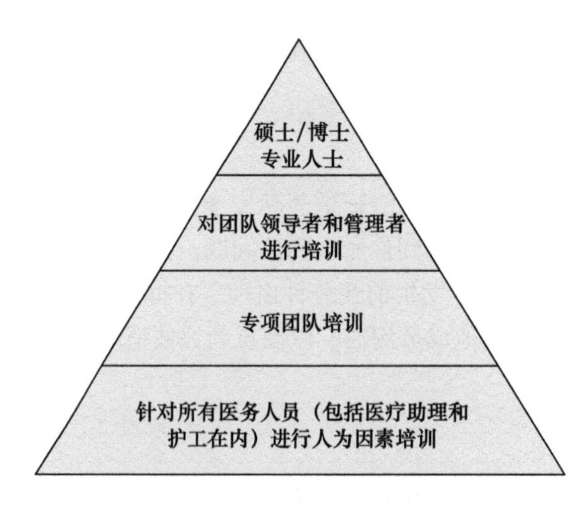

图 6.5 人为因素培训金字塔

医疗行业的人为因素培训项目必须包括全员基础培训，以满足他们的工作需要。专项团队培训（如手术室、产房、急诊室）也是很重要的。临床科室领导和管理者需要对系统、流程和设备设施有更深入的认识。医院甚至需要聘请人因工程学和人为因素的硕士或博士等专业人士作为项目负责人或顾问。

总结

专业知识、胜任力和尽心尽力的工作并不能防止错误的发生及所带来的伤害。医务人员通过接受人为因素的相关培训，能够理解“人皆犯错”。在工作场所布局和工作流程设计时考虑到人为因素的影响，并确保他们行为方式是安全的，包括意识到疲劳和压力对工作状态的影响，并与团队其他成员积极沟通以保证医疗安全和质量。

推荐阅读

Clinical Human Factors Group. Website: www.chfg.org (accessed 18 February 2016).

Gawande A. *The Checklist Manifesto: How to Get Things Right*. Profile Books, 2011.

Gordon S, Mendenhall P, O'Connor BB. *Beyond the Checklist: What Else Healthcare can Learn from Aviation Teamwork and Safety*. ILR Press, 2012.

Human factors in healthcare. A concordat from the National Quality Board. London, 2013. Available at: https://www.england.nhs.uk/wp-content/uploads/2013/11/nqb-hum-fact-concord.pdf (accessed 18 February 2016).

The 'How to Guide' for Implementing Human Factors in Healthcare. Patient Safety First Campaign. Available at: http://www.chfg.org/resources/10_qrt01/Human_Factors_How_to_Guide_2009.pdf (accessed 18 February 2016).

Vincent C, Neale G, Woloshynowych M. Adverse events in British Hospitals: preliminary retrospective record review. *BMJ* 2001; **322**:517–19.

第 7 章

元认知与认知纠偏

Pat Croskerry

加拿大新斯科舍省哈利法克斯达尔豪斯大学

本章要点

- 元认知是指对思维过程的思考。
- 元认知可用于纠正认知偏差并改进临床决策。
- 一些较为完善的临床实践常常具备纠偏策略。
- 针对特定的认知偏差开发“决策支持系统”可以帮助提高临床决策能力。
- 认知纠偏需要运用多种策略、持之以恒的努力才会取得成效。

导语

想象一下，您的同事们正在讨论两个诊断错误的病例。第一例是脑膜炎患者被延误诊断，第二例则是漏诊了急性心肌梗死。经仔细分析，发现两个案例均与认知偏差有关。第一例误诊的原因是“确认偏误”，接诊医生好像是为了避免腰椎穿刺检查，而坚持认为 17 岁患者的发热、头痛和颈强直症状可以用“流感”解释。第二例患者为 66 岁女性，修剪草坪时出现肩部疼痛，被诊断为肩扭伤（真正的诊断是急性心肌梗死），分析误诊原因为“框架效应”和“搜索信息满足”。您的一位同事对认知偏差似乎很有建树，并提出如果接诊医生对认知偏差有所了解，能够掌握一些纠偏方法，则可以避免诊断错误的发生。您恍然大悟，并疑惑为什么在医学院时没有学习过关于认知偏差及纠偏的课程。

目前，双重认知理论已被普遍接受，人类的两种主要决策模式包括：快速、直觉型的认知系统 1 和缓慢、分析型的认知系统 2（在第 4 章中已做了详细的阐述）。既然第一种思维模式更快，为什么有时还会选择速度较慢的第二种思维模式呢？特别是在时间和成本受限的情况下？答案是：尽管认知系统 1 在大多数情况下都能够帮助我们做出正确的决策，但并非总是行得通。因为使用快捷的思维方式（启发式）容易产生偏差，若只依赖认知系统 1（而没有认知系统 2 的修正）则可能会导致代价高昂的错误发生。

不过，我们大部分时间都处于认知系统 1 模式，且人们通常喜欢待在那里。它是一种自觉的持续默认状态，与认知系统 2 相比要省力得多。如果这种状态一直占主导地位，认知偏差将不可避免地影响到我们的决策，所以提升决策力最好的办法可能就是采取措施去克服偏差带来的负面影响。这种策略需要元认知，具体说就是能够及时从当前情境中抽离出来，思考决策背后的思维本质，这也是本章的重点。

原始的无意识行为

我们的意识状态分为被动、主动两种。在日常生活中，被动状态足以胜任大多数工作。例如开车，我们在驾驶中的大部分时间的意识都是被动的。这种意识就可以完成运动、触觉等一系列复杂的过程，保证汽车以安全有效的方式行驶。这是一种默认状态，并不是刻意的选择。

但是，您也可以有意识地将驾驶过程转换为主动状态。向下看检查仪器仪表，同时思考：有什么异常吗？在正确的驾驶档位吗？行驶速度是否适合当下的车况？是不是与前面的车距离太近了？如果突然爆胎或孩子冲进马路，是否有足够的时间反应？这就需要时时保持警惕以应对可能发生的状况，通过问自己问题对未来可能的变化做出预测。

因此，能够监控自己的思维并区分这两种状态是非常重要的。在更广泛的意识背景下，Durrell 认为我们面临的最大挑战是：“最微妙的判断和最完善的意图如何取代大多数人赖以生存的无意识本能，这种状态就像史前动物被陷在无意识的泥沼中”。（引自：Lawrence Durrell, *A Smile in the Mind's Eye*：*An Adventure into Zen Philosophy*. Open Road Media, London, 2012。）

要取代 Durrell 提出的“原始的无意识”并让自己摆脱“无意识的泥沼”，需要主动运用元认知。这是临床推理的关键，就是在即时环境中思考我们当下的想法，也思考我们所处的角色。重要的是，元认知是提升我们决策力的途径，而双重认知理论提供了理论基础。即通过主动运用认知系统 2 审视认知系统 1 所做出的决策。这样主动审视认知系统 1 的思维方式是培养良好推理能力的基础。这个过程也被称为“逻辑主导的调控”，如图 7.1 所示。

认知纠偏

制定策略

尽管对于认知偏差的研究是最近 40 年才开展的，但临床医生早就意识到认知偏差会干扰临床推理。过去，人们制定了许多策略来应对认知偏差、错误推理和记忆缺陷（表 7.1）。这些偏差被认为是不言而喻的，因此并未经过科学设计的实验验证。

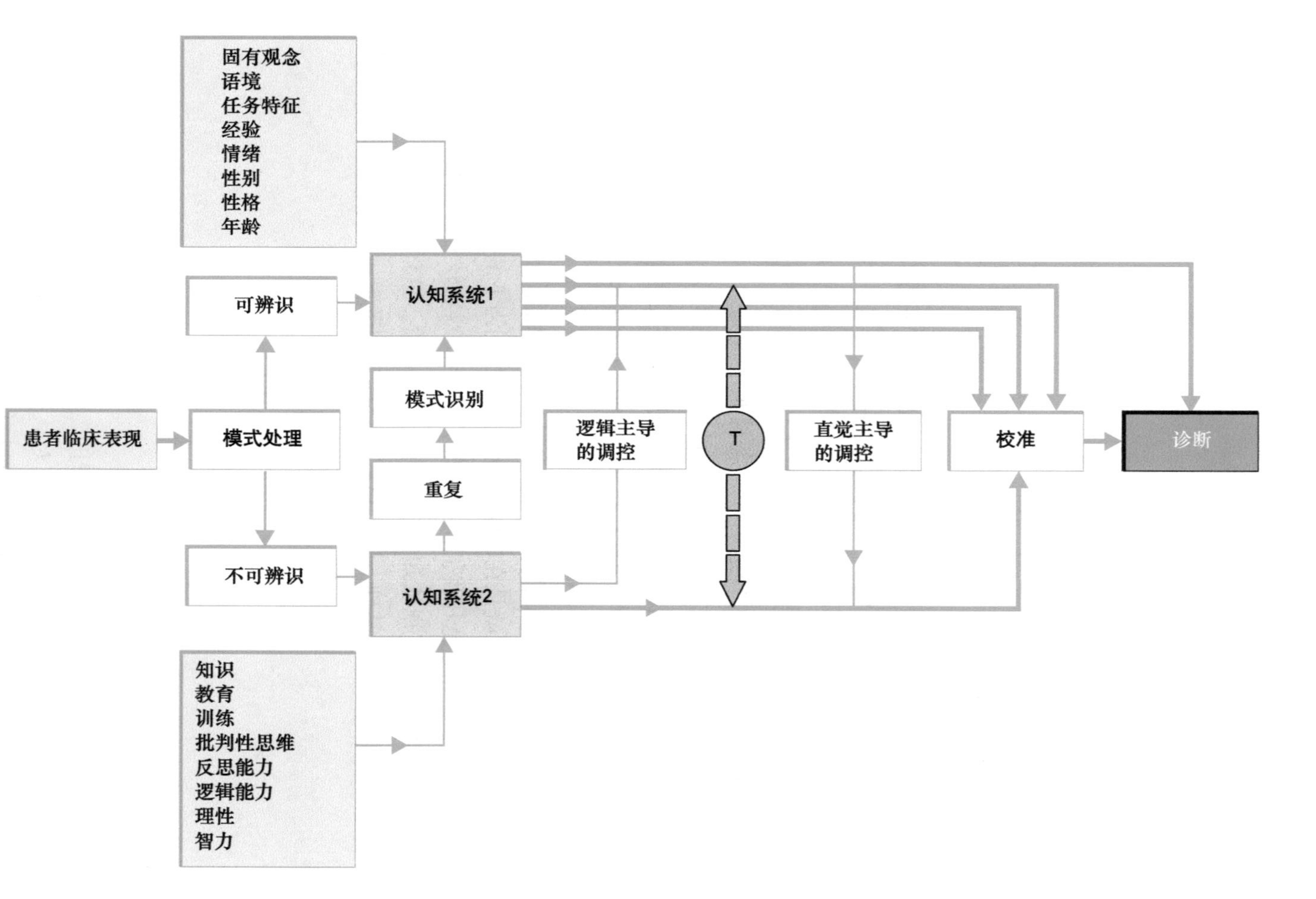

图 7.1 双重认知模式在诊断决策中的应用示意图

多路径的认知系统 1 描述了快速、直觉性的决策过程，而单路径的认知系统 2 则描述分析型决策过程。逻辑主导的调控路径体现了认知系统 2 对认知系统 1 的潜在调控，并提供了实现元认知和认知纠偏的方法。下部阴影框列举了可以帮助纠正认知偏差的因素。

表 7.1　在医疗工作中制定纠正认知偏差和情感偏见的策略

策略	目的	偏差示例
病史采集和体格检查	系统地收集信息	瞬间诊断 违背解压缩原则 确认偏差
鉴别诊断	考虑各种诊断的可能性，而不是只考虑那些显而易见或最可能的诊断	锚定 搜索信息满足 提前结束诊断 可得性偏差 代表性偏差 确认偏误
临床预测原则	对患者的症状、体征和其他资料进行严格科学的统计评估，以得出某疾病存在或不存在的概率	忽略基础患病率的推理错误
循证医学	获取客观科学的资料用以支持分析决策	由未经验证的认知系统 1 产生的偏差
检查清单	确保充分考虑并完成重要问题的排查，特别是在复杂、压力和疲劳的情况下，但也要遵循常规流程	锚定 可得性偏差 遗忘
助记术	避免遗忘，利用助记词确保在鉴别诊断时考虑周全所有可能性，包括一些低概率情况	可得性偏差 锚定
警惕陷阱	提醒经验不足的临床医生注意在特定的临床情况常会发生的可预测错误	在特定的临床情况下可预测的偏差
排除最坏情况（rules out the worst, ROWS）	确保特定临床情境中最严重的状况不被遗漏	锚定 过早结束诊断 搜索信息满足
注意事项	通常针对特定专科的预警，以确保遵守重要规则，避免遗漏严重问题	特定专科中已知的可预测的偏差
关注危险信号	关注一些重要的症状和体征，以避免遗漏严重的问题	框架效应 搜索信息满足 过早诊断结束

现代医学所建立的病史采集和体格检查的工作流程是一种系统性收集资料的方法，确保重要信息不被遗漏。系统地完成病史采集和体格检查的依据是“解压缩原则”，换句话说，收集的信息越多，遗漏重要信息的可能性就越小。尽管已有足够的证据证明这种信息收集方法的重要性，但仍有一些人惯用“瞬间诊断法”做诊断，特别是在像“走廊咨询”这样的情境下，即短时间内获取部分信息后作出的快速判断。正如著名的外科医生 Sir Zachary Cope 所说，“‘瞬间诊断法’需要高超的技艺，又会给人留下深刻的印象，但却并不安全”。

19 世纪末，德国精神病学家 Emil Kraepelin 提出了鉴别诊断的概念，最初的目的是使精神疾病的分类更有条理，通过鉴别症状相似的几种疾病来判断患者特定疾病发生的概率，该方法最终在医疗领域中得到了更广泛的应用。在诊断之前先建立鉴别诊断可以防止过早地锚定某种特定诊断，从而避免了搜索信息满足和过早结束诊断。它具有内化的强制功能，如常常思考："这种情况还可能是其他疾病吗？"当然，我们也可以使用专业软件所提供的宽泛的鉴别诊断清单。

尽管循证医学现在已被广泛接受并作为实践标准，在此之前它却经历了漫长曲折的过程。在循证医学被接受之前，医生所追求的临床实践大多都是没有任何证据证明和疗效评价的。这使得一些传说、特殊的信仰、有害的习俗在不受约束的情况下得以"蓬勃发展"。当然，循证医学也必须对证据做严格评价和批判性思考，以纠正获取证据过程中的偏差。

在医疗工作中使用清单的方法由来已久。将心肺复苏步骤分解为 ABC（A—气道、B—呼吸、C—循环）在急救中发挥了重要的作用，确保在紧急情况下可以冷静地处理关键问题。此外，检查清单也可以提高基于证据的常规照护流程的效率，例如在重症监护病房预防导管相关血流感染的流程。

在获取某些症状、体征和其他信息后，就可以对某些特定疾病或结局发生的概率进行预判，例如，肺栓塞的 Wells 评分标准和踝关节损伤的渥太华准则。

临床推理中的另一个重要辅助技能是助记词的使用。助记词在医学上已被广泛应用并发挥重要作用。其主要目的是减少对不可靠记忆的依赖，尤其是对那些没有关联的事物。一个典型的例子是 APGAR 评分（框 7.1），它既是助记词，又具有评估新生儿五个关键指标的作用。它已被证明是对新生儿死亡率最有效的预测指标。另一个助记词"MUDPILES"，用于诊断高阴离子间隙代谢性酸中毒的病因（框 7.2），该表提供了强制核对功能，以确保考虑到一些看似无关的疾病（减少漏诊）。助记词的拓展应用已被证明是有效的，例如基于助记词的交班方法"I-PASS"[I（illness severity）—疾病严重程度；P（patient summary）—病历摘要；A（action list）—行动清单；S（situation awareness and contingency planning）—态势感知和应急计划；S（synthesis by receiver）—接班者的综合整理]。

框 7.1 APGAR 得分

1952 年，纽约哥伦比亚大学的麻醉师 Virginia Apgar 提出了第一个标准化的评估新生儿病情的评分方法。10 年后，她的姓氏被用于助记词 APGAR 评分，该评分可用于预测新生儿的生存率和神经系统发育。

A（appearance）—皮肤颜色
P（pulse）—脉搏
G（grimace）—对刺激的反应
A（activity）—活动
R（respiration）—呼吸

框 7.2　助记词帮助查找高阴离子间隙代谢性酸中毒的病因

M（methanol toxicity）—甲醇中毒
U（uraemia）—尿毒症
D（diabetic or alcoholic ketoacidosis）—糖尿病或酒精性酮症酸中毒
P（propylene glycol/phenformin toxicity）—丙二醇 / 二甲双胍中毒
I（iron or isoniazid toxicity，inborn errors of metabolism L-lactic acidosis）—铁或异烟肼中毒，先天性代谢异常
L（lactic acidosis）—乳酸酸中毒
E（ethylene glycol toxicity）—乙二醇中毒
S（salicylate toxicity）—水杨酸中毒

大多数专科都会存在一些特定的可预见的“陷阱”，我们可以通过培训让那些缺乏经验的医务人员能够辨识出这些“陷阱”。例如，“接诊外伤的儿童，一定要检查表面损伤处近端和远端的关节”。临床教学中对这些“陷阱”进行反复提示，并口口相传。同样地，许多学科也建立了一般性和特殊性的预警机制。例如，“小心那些又回到急诊室的患者，第二处骨折常常会被漏诊”。

排除最坏情况（rules out the worst，ROWS）的思维方式强制临床医生在做判断时要考虑最严重疾病的可能，并采取有效的排查措施。例如，任何患有胸部不适或心动过速的患者都应考虑到肺栓塞的可能，以及见到手腕扭伤要考虑舟状骨骨折的可能。

最后，信号预警是另一种形式的强制功能，可以让医生警惕在常见的临床表现中所隐藏着的严重疾病。例如，下背部疼痛常见于肌肉骨骼系统的疾病，但偶尔也可能是一些严重疾病的预兆，例如脊椎脓肿（预警信号：发热、既往有静脉注射毒品史）或马尾综合征（预警信号：下肢近端无力、尿潴留、膀胱括约肌张力减低）。

认知纠偏策略的新进展

在过去的 40 年中，行为科学领域的许多研究结果显示认知偏差对人类的判断和决策具有广泛的影响。很早以前，如在 Fischoff 的研究中，心理学家已经致力于制定纠偏的策略。他和其他许多研究者得出相同的结论：纠偏是件很困难的事情。这样的结论不足为奇，因为决策中存在的许多偏差都是具有进化意义的，或是经过多次迭代产生的。它们是大脑正常运行的状态，轻易不会发生改变。认知偏差具有强大的惯性且难以纠正，换句话说，如果容易改变，它们就不会成为偏差。

然而，不仅在医学领域，在人类行为的所有领域中，人们都对制定纠偏的策略具有极大的兴趣。Graber 等做的描述性回顾研究，发现了 42 种可以有效干预诊断错误的方法并得到了验证。Croskerry 等（2002）通过回顾分析纠偏的相关理论与实践，描述了许多教学和工作场所能够采取的策略以及在实践中纠偏的强制措施（请参阅推荐阅读）。

强制措施是指对人们反应行为的强制性指导，同时按照指导的严格程度进行分级。这是纠正人们行为的一种特别有效的手段，其目的是让人做出正确的反应。例如，急诊流程

的图表底部通常只提供一个诊断框，强制措施则是增加一个需排除的鉴别诊断方框。即便存在诸多不确定性因素，这样做也可以避免过早结束诊断。明确的强制措施可避免遗漏那些严重的疾病，例如要求对急诊室每位患者都进行生命体征检测。

受情境影响所产生的偏差

另一种方法是找出易受认知偏差影响的特殊临床情境（表 7.2）。认知偏差在特定的情况下容易发生，如果能够及时发现正在发生的偏差，那么就能做出正确的判断。与此同时，我们还需要关注第 6 章所述的人为因素对认知的影响，即某些状况（疲劳、睡眠不足、认知超负荷）会导致认知系统 1 发生决策偏差。

表 7.2　在特定情境中常见的认知偏差示例

临床情境	潜在认知偏差的例子
我能否很快做出诊断?	过度自信 锚定 搜索信息满足 过早结束诊断 违背解压缩原则
这个患者是从其他医生 / 团队转到我这里的吗?	确定偏差 框架效应 惯性诊断 过早结束诊断
患者、急救人员、护士或其他医生是否已向我提出诊断建议?	锚定 确定性偏差 框架效应 搜索信息满足 确认偏误
我是否接受想到的第一个诊断?	可得性偏差 代表性偏差 搜索信息满足 过早结束诊断
除了最容易想到的器官系统以外，我是否考虑过其他的器官系统?	锚定 搜索信息满足 过早结束诊断
我是否不喜欢这个患者，或者他让我想起以前另一个不喜欢的患者?	感性的偏见 可得性偏差 基本归因错误①

① 基本归因错误或称基本归因偏差是指在对他人行为进行归因分析时，往往会倾向于把别人的行为归因为其内在因素，从而低估了情境因素的影响。——译者注

续表

临床情境	潜在认知偏差的例子
我对这位患者有成见吗？还是他属于让我反感的一类人？我能公平地面对患者吗？	代表性偏差 感性的偏见 锚定 基本归因错误 可得性偏差
我在评估该患者时是否思路被打断了？或者我分心了吗？	所有认知偏差
我是在睡眠不足的情况下做出判断的吗？	所有认知偏差
我目前是否很忙乱、认知负荷过重、疲惫不堪？	所有认知偏差
我是否已经有效排除了不能忽略的诊断？	过度自信 锚定 搜索信息满足 确认偏误

认知纠偏的困境

图 7.2 展示了认知纠偏的基本要素。从一开始决策者需要充分意识到认知偏差对决策的影响。这一点并非每个人都能做到，一些决策者本身就可能受到认知盲区或偏差的困扰，这也说明了人类的认知和情感偏见在推理和判断方面总体上是存在缺陷的，而那些存在认知盲区或偏差的人可能会完全否认认知偏差的重要性。其次，决策者应该留意认知偏差的性质以及它们是如何影响大脑的功能和严重程度的。尽管有这方面的认知，但有些人仍然认为偏差是难以避免和纠正的，所以就不愿意付出努力，这被称为“现状偏见”（接受认知偏差的现状）。下面学习有效认知纠偏的决策支持系统。

决策支持系统是一个重要的概念。它最初是由哈佛大学认知心理学家 Perkins 于 1995 年提出的，即决策者可以从记忆中检索出的规则、知识、流程和策略，用以促进合理的推理和决策。健全的决策支持系统为决策者提供了识别和处理偏差的必要工具（例如，有关认知偏差、理性思考、科学思维、逻辑推理的相关知识），并且可以拓展到应对特定偏差的策略。例如，处理确认偏误的决策支持系统需要这样的知识，即通过寻找和使用证据推翻最初的判断。认知纠偏的最后一步是，在特定情境出现时选择相应的思维方法（图 7.3）。保持良好的纠正偏差的习惯也非常重要，否则越是资历高、经验丰富的临床医生，越会习惯使用认知系统 1 做决策。

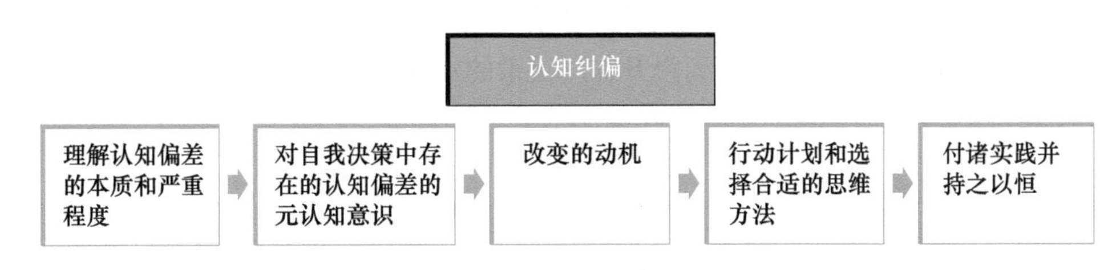

图 7.2 用于纠正认知和情感偏差的元认知图式

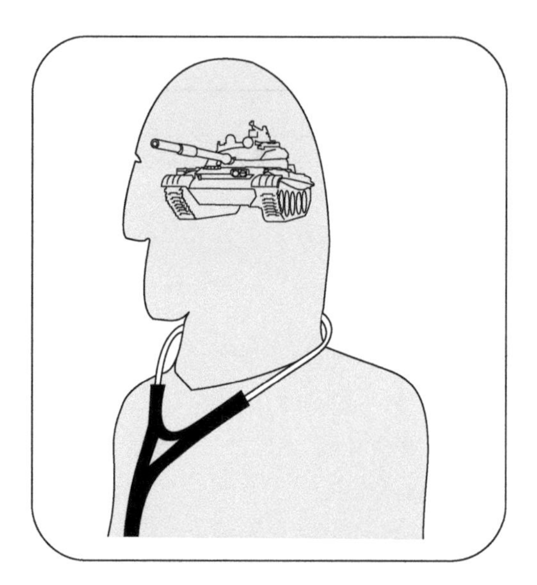

图 7.3 需要健全的决策支持系统来处理临床决策中各种各样的认知偏差

总而言之，认知纠偏的策略很难实施（框 7.3）。没有一种纠偏的策略对所有人都有效，也不可能一次就能达到效果，需要在临床实践中时刻保持认知纠偏的意识。

框 7.3 认知纠偏过程中的要点

- 全面深入理解认知偏差的本质和严重程度
- 开发健全的决策支持系统
- 认知纠偏总体来说很困难
- 一种纠偏的策略不能解决所有偏差问题
- 一次纠偏不一定能达到效果
- 认知纠偏需要持之以恒的努力

总结

做出正确决策是临床医生的第一要务。在临床决策中重要的是具备识别认知和情感偏见的能力。这涉及元认知，即对思维过程的思考。

在医学的不断进步中，我们已经研究出了很多策略来减少和避免认知偏差。随着近四十年认知心理学的发展，我们对人类认知和情感偏见有了更深的认识，临床上通过建立决策支持系统，强化认知纠偏，从而提升临床决策的水准。

推荐阅读

Croskerry P, Singhal G, Mamede S. Cognitive debiasing 1: origins of bias and theory of debiasing. *BMJ Qual Saf* 2013; **22**(Suppl 2):ii58–ii64.

Croskerry P, Singhal G, Mamede S. Cognitive debiasing 2: impediments to and strategies for change. *BMJ Qual Saf* 2013; **22**(Suppl 2):ii65–ii72.

Croskerry P. Bias: a normal operating characteristic of the diagnosing brain. *Diagnosis* 2014; **1**:23–7.

Eta S, Berner ES, Graber ML. Overconfidence as a cause of diagnostic error in medicine. *Am J Med* 2008; **121**(5A):S2–S23.

Graber ML, Kissam S, Payne VL et al. Cognitive interventions to reduce diagnostic error: a narrative review. *BMJ Qual Saf* 2012; **21**:535–57.

Milkman KL, Chugh D, Bazerman MH. How can decision making be improved? *Perspect Psychol Sci* 2009; **4**:379–83.

第 8 章

指南、评分和决策辅助工具在临床推理中的应用

Maggie Bartlett，Simon Gay

英国斯塔福德郡基尔医学院

本章要点

- 诊断并不是临床推理的结束。
- 诊断后的检查、患者管理和治疗的相关决策仍需要临床推理。
- 指南和其他决策辅助工具可以帮助临床医生和患者做决策。
- 使用决策辅助工具存在一些误区。
- 决策过程需要考虑到患者的价值观和关注点。

导语

本章将着重讲解临床医生和患者在临床推理中指南、评分和决策辅助工具的使用。还会讨论如何使用它们为决策提供支持，从而做出更可靠的诊断、申请更合理的检查和制定更适合的管理决策。

许多临床指南、评分和决策辅助工具都具有辅助功能，借助外部工具的优势，结合现有的最佳证据，并得到了医学界对其有效性和可靠性的普遍认可。使用这些工具的目的是帮助患者找到有证据证明的合理检查和有效治疗，从而获得良好的预后，同时提高诊疗效率、增强医生的信心，并且可以节省通过外部机构对证据进行严格评估的时间。

临床指南

临床指南的制定首先是要对相关文献做系统性回顾。这个过程存在偏差和利益冲突的风险，而一个良好的系统性回顾会包括对如何解决这些风险的描述，它还必须包括对每项研究证据强度的评估。随后的步骤则是在向临床医生提供指南之前，与包括患者

代表在内的各利益相关方进行协商。在众多指南中，临床医生可能很难判断哪种指南最好用。

前瞻性研究已证明临床指南可以帮助改善患者疾病的预后，这也是优质临床指南最重要的特征之一。除此以外，高质量的临床指南还应具备以下特征，见框 8.1。

框 8.1　高质量临床指南的特征

- 基于精心设计并公开透明的系统性回顾，其中包括对潜在利益冲突和证据强度的描述。
- 由相关专业人士参与制定，并就内容和建议达成了共识。
- 患方代表参与指南的制定，并将他们的可接受性纳入其中。
- 使用该指南可能会对患者的预后产生积极的影响。
- 明确说明该指南适用范围和适用人群。
- 清晰阐述建议及适应证。
- 指南具有足够的灵活性，考虑到患者的观点和价值观。
- 随着新证据的出现，指南也会进行更新。
- 能够体现卫生经济学理念。

临床医生在使用指南时必须考虑到该指南是否适用于患者的具体情况，如何将人群研究得出的证据转换为每个患者诊疗所需要的证据。

评分和决策辅助工具

评分和决策辅助工具的开发是一个漫长的过程，包括通过临床观察制定预测指标，研究方法包括队列研究或对照试验，从可接受性、可行性和卫生经济学角度分析其价值，然后提议将其纳入临床实践标准中（请参阅推荐阅读）。对于临床指南的制定过程也是如此，有所区别的是在最终标准的临床实践步骤会比较困难，因为临床医生通常对使用指南有抵触情绪，可能是对使用方法存在困惑，或是怀疑其有效性和可靠性，以及习惯于更相信权威的“临床判断”。

目前有许多临床决策辅助工具，大多数临床医生会熟悉它们的用法，最重要的是临床医生需要知道在什么情况下应用。这取决于医生能否获取准确的信息，进而做出正确的临床评估。当合理地使用时，临床决策辅助工具可以增加临床决策的可靠性和患者的依从性。

在以下几种情况，临床决策辅助工具可能会发挥作用：

- 告知相关检查和治疗干预措施的决定。
- 筛选需要复杂或昂贵检查的具体条件。
- 当需要做一个特别复杂的临床决策时。

所有这些都利用了临床评估结果，有些还包括与此相关的评分系统。

临床上常用的评分 / 决策辅助工具的一个例子是用于判断深静脉血栓形成（deep vein thrombosis，DVT）的 Wells 评分，它将病史和体格检查结果转化为评分来预测静脉血栓发生的概率，从而决定是否需要采血做 D- 二聚体检测。Wells 低评分和阴性 D- 二聚体相结合，则不需要做 DVT 相关的进一步检查（例如超声心动图）。

渥太华踝关节准则是一种仅使用体格检查结果的决策辅助工具（图 8.1）。评估踝关节损伤时，它可以用于筛选骨折发生概率较高的人群（具有一组特定体征的患者），骨折低概率人群则避免了不必要的 X 线检查。这种方法提高了阳性预测值，正确应用该准则可减少 X 线暴露和医疗费用。

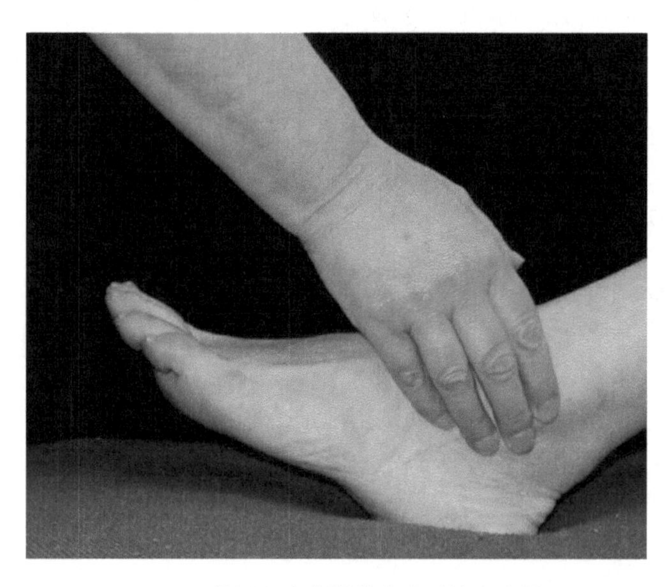

图 8.1 使用渥太华踝关节准则检查脚踝

渥太华踝关节准则具有高敏感性和中等特异性，因此假阴性率非常低。最初的研究结果显示，该准则具有 100% 的敏感性，可将踝部 X 线检查数量减少 36%，随后的大型研究结果也证明了这一点。（Stiell IG, Greenberg GH, McKnight RD et al. A study to develop clinical decision rules for the use of radiography in acute ankle injuries. *Ann Emerg Med* 1992；21：384-90.）

其他临床决策辅助工具将某一特定的症状作为预测诊断的基础。Rome Ⅱ肠易激综合征诊断标准是临床决策辅助工具的一个示例，该辅助工具使用语言描述法，主要关注患者的症状（框 8.2）。

框 8.2　Rome Ⅱ肠易激综合征的诊断标准

功能性肠病的诊断总是以无法用病理或生化结果解释的症状为前提。

在过去 12 个月中，腹部不适或疼痛至少 12 周（无需连续），且具备以下三项症状中的两项：

- 排便后腹痛缓解
- 发作与排便次数的变化有关
- 发作与粪便形态（外观）的改变有关

支持肠易激综合征诊断的症候群：

- 排便次数异常（研究指出“异常”可定义为排便每天多于 3 次，或每周少于 3 次）
- 粪便形态异常（粪便呈块状 / 坚硬或不成形 / 稀水便）
- 排便异常（里急后重、急迫或排便不畅）
- 黏液便
- 腹部膨胀或腹胀感

经罗马基金会允许转载。

Wells 评分、渥太华踝关节准则和 Rome Ⅱ肠易激综合征的诊断标准若在特定情况下合理使用，将在临床推理中发挥重要作用。

使用指南、评分和决策辅助工具的注意事项

尽管指南和临床决策辅助工具具有很多优点，但使用时也存在一些缺陷（框 8.3）。指南是基于大数据人群研究的证据。临床决策的关键在于从疾病的角度出发，针对患者的特定情况（通常是唯一情况）以及他们的个人想法和偏好选择合适的指南。“循证医学之父”Sackett 对于循证医学实践的理解见框 8.4，图 8.2 是对其以图形的形式进行表述。

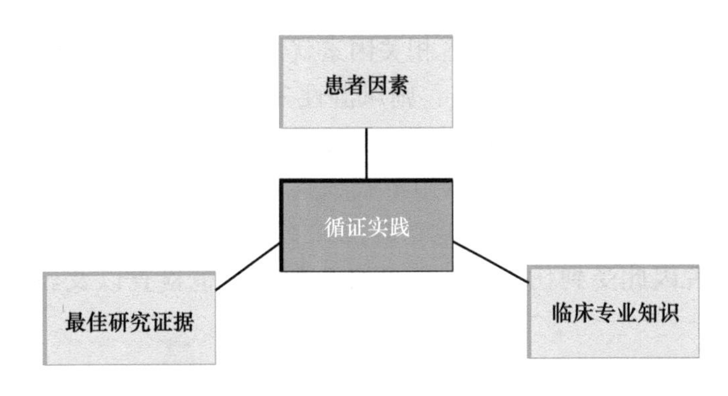

图 8.2　循证医学实践

框 8.3 使用临床指南和决策辅助工具的误区

- 错将筛查工具用于诊断。
- 假定所有疾病均以同样的方式发生和发展。
- 将群体研究的结果用于个体。
- 没有考虑患者因素和偏好。

框 8.4 Sackett 等人对循证医学所做的定义

"循证医学是当前最佳研究证据与临床专业知识和患者价值取向相结合做出的临床决策。"

引自：Sackett DL, Rosenberg WM, Gray JA, Haynes RB, Richardson WS. Evidence-based medicine：what it is and what it isn't. *BMJ* 1996；312：71-2.

从另一个角度来看就是价值导向的临床实践。任何临床决策都应取决于两个基本点，即科学证据以及患者和家属的价值取向，纵使该决策乍看对临床医生来说没有多大的价值（图 8.3）。

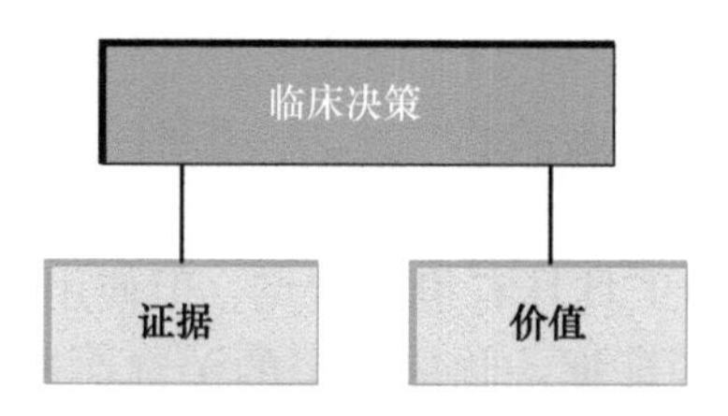

图 8.3 价值导向的临床实践和"双基"原则

在应用临床指南时如不考虑个体因素，结果可能会不理想。即使患者碰巧符合"标准"，但也会因接受了不适合或本人并不情愿的处置或治疗而造成伤害。

框 8.5 描述了一系列没有考虑患者相关因素就使用了临床指南与临床评分系统的案例。如果在初诊时采集了完整的病史，则风湿性多肌痛和颞动脉炎的症状即会"浮出水面"，并且该诊断假设可以帮助解释血液化验结果（红细胞沉降率增快），从而做出正确的治疗决策。这位医生当下运用模式识别且没有停下来分析他的假设和推理，就发生了前面几章中描述的认知偏差。启发式（模式识别）在这里被错误使用，导致诊断延迟，患者因此受到伤害，包括不必要的胃肠镜检查以及药物治疗不当带来的副作用。

框 8.5　一个使用指南不当的例子

H 女士是一位 92 岁的女性，她在 2 个月前跌倒后进行了全髋关节置换术，术后曾出现了急性肾衰竭，治疗后恢复。出院时的血液化验结果显示肾功能恢复到之前的水平［eGFR 52 mL/（min · 1.73 m^2）］，血红蛋白为 120 g/L。她在住院期间未输过血，最近感觉乏力明显。

全科医生再次为患者做了血液检查：

- 血红蛋白（Hb）110 g/L（115 ～ 165 g/L）
- 平均红细胞体积（MCV）79 fL（80 ～ 96 fL）
- 平均血红蛋白（MCH）25 pg（28 ～ 32 pg）
- 血清铁 45 mcg/dL（50 ～ 170 mcg/dL）
- 肾小球滤过率（eGFR）50 mL/（min · 1.73m^2）

全科医生用缺铁性贫血解释上述结果，然后根据老年女性缺铁性贫血的指南，决定做消化道肿瘤的筛查。

H 女士在家人的劝说下接受了全科医生的建议，进行了胃肠镜检查，检查过程很难受，结果没有发现任何异常。

再次复诊时，H 女士告诉医生她感觉情绪低落，觉得自己是家庭和社会的负担，她想到过死。接诊医师注意到她头发蓬乱，进而对她的精神状态进行了评估。评分结果显示存在抑郁症，并给予抗抑郁药治疗。然而该药物的副作用导致她呕血并再次住院。

1 个月后，H 女士的症状没有任何改善，这次复诊时她对医生说咀嚼时感觉下颌痛，这导致她几个月无法进食了。她的手臂无力，无法举起，梳头时头皮痛。全科医生给她做了红细胞沉降率检查，发现明显增快，最终诊断为风湿性多肌痛伴颞动脉炎。给予适当剂量的泼尼松龙（联合质子泵抑制剂）治疗后，她的身体和精神症状况戏剧般地恢复。

有时医生会将用于筛查的临床决策辅助工具用来做诊断。这是不合适的，还会产生误导性结果。正确的用法是在得到阳性结果后继续进行更深入的临床评估，然后再做诊断。例如 CAGE 问卷（请参阅推荐阅读）是酒精依赖的筛查工具，通过询问 4 个问题，得分大于等于 2 则考虑与饮酒相关，需要进一步了解饮酒习惯，但它并不是酒精中毒的诊断标准。特别重要的是，这些工具在使用时需要与最初设计的目标相一致，并在进行全面临床评估的基础上使用。

一些决策辅助工具采用计算的形式，通常基于电子化。尽管它们可以给决策的某些方面提供帮助，但往往适用于疾病的典型表现和病情变化，无法考虑个体差异和不典型表现，因此存在潜在的判断错误。

在实践中应用临床指南与患者进行共同决策

正如我们所见，医患沟通是临床实践中使用指南的重要组成环节。这种沟通的目的是与患者就他们的疾病达成共识，即医患共同决策。临床医生需要将科学的、基于人群的数据转换成面前这位患者切实可行的管理计划。这涉及许多复杂的决策，包括：①对信息本身及其实际应用的严格评估；②对患者需求的评估；③如何最大程度提高患者接受度，并能够配合完成拟行的诊疗计划。其中最后一点是关于如何向患者解释治疗的风险和获益。

有证据表明，许多人不了解百分比、比例或比率的具体含义，而更有效的策略是使用“绝对风险”。例如，当女性考虑患乳腺癌的风险而决定是否接受激素替代治疗时，框 8.6 中的三种表述听起来完全不同，可能很难理解其具体含义。

框 8.6 讨论激素替代治疗（hormone replacement therapy，HRT）的风险

- 对于服用 HRT 的女性，患乳腺癌的风险增加了近 1/3。
- 对于服用 HRT 的女性，患乳腺癌的风险增加了 26%。
- 对于服用 HRT 的女性，患乳腺癌的风险是未服用 HRT 女性的 1.26 倍。

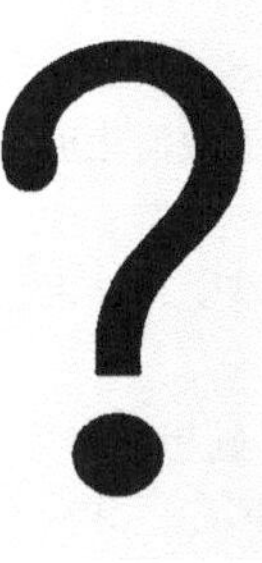

相比于框 8.7 中的表述，对于相同的风险，以绝对风险的表达方式更容易理解。获得这种形式的信息后，患者可能会对做出的决策更有信心。

框 8.7 讨论激素替代治疗（HRT）的绝对风险

- 每 1000 名女性中，每年将有 3 例新发的乳腺癌患者。
- 在接受 HRT 治疗的 1000 名女性中，每年将有近 4 例新发的乳腺癌患者。

应用绝对风险的另一种方式是讨论如何降低绝对风险，比如转变为“延长寿命”的概念。在帮助患者决定预防措施（例如戒烟）时可以使用这种方式。例如框 8.8 中的表述。

框 8.8 使用“延长寿命”鼓励戒烟

- Donna 今年 40 岁。自 16 岁起，她每天吸 25 支烟。Donna 的全科医生希望她能够理解戒烟的好处。
- 吸烟的女性存活到 79 岁的机会要比不吸烟的女性低 32%，而目前 25 ～ 79 岁人群中，吸烟者是不吸烟者全因死亡人数的 3 倍。不吸烟妇女的平均死亡年龄为 81 岁，而吸烟妇女的平均死亡年龄为 71 岁。对于 40 岁之前戒烟的人，绝对危险度（死于与吸烟相关的原因）降低 90%。Donna 没有被这些说法说服。她认为自己吸烟时间已经很长了，以至于现在戒烟也不会有什么改变。
- 全科医生决定尝试其他方法。她对 Donna 讲，戒烟将对她的寿命产生正面影响。经过一番检索，她发现如果 Donna 明年戒烟，她的寿命可能比不戒烟长约 9 年。这意味着她的寿命将几乎与从未吸烟者一样。
- Donna 认为这种说法很有说服力，努力戒烟并取得了成功。她还采用相同的方法说服了和她一起吸烟的同伴。

当患者理解了戒烟能够延长寿命，她就明白了戒烟为她带来的好处，这就会增强戒烟的决心。

医生使用推理技能查找、评估、解释和应用循证医学证据，让患者愿意接受诊疗决策并最终获益。

近年来，为帮助患者提供足够的信息以做出健康决策，人们着手开发规范的患者决策辅助工具（patient decision aids，PDAs）。其目的是为患者提供易于理解的循证信息，以帮助他们在临床医生的建议下共同做出决策。图 8.4 显示了一个帮助临床医生就使用抗生素治疗急性中耳炎与患者达成共识的决策辅助工具。该表述简单直观，可以帮助患者和临床医生做管理决策。

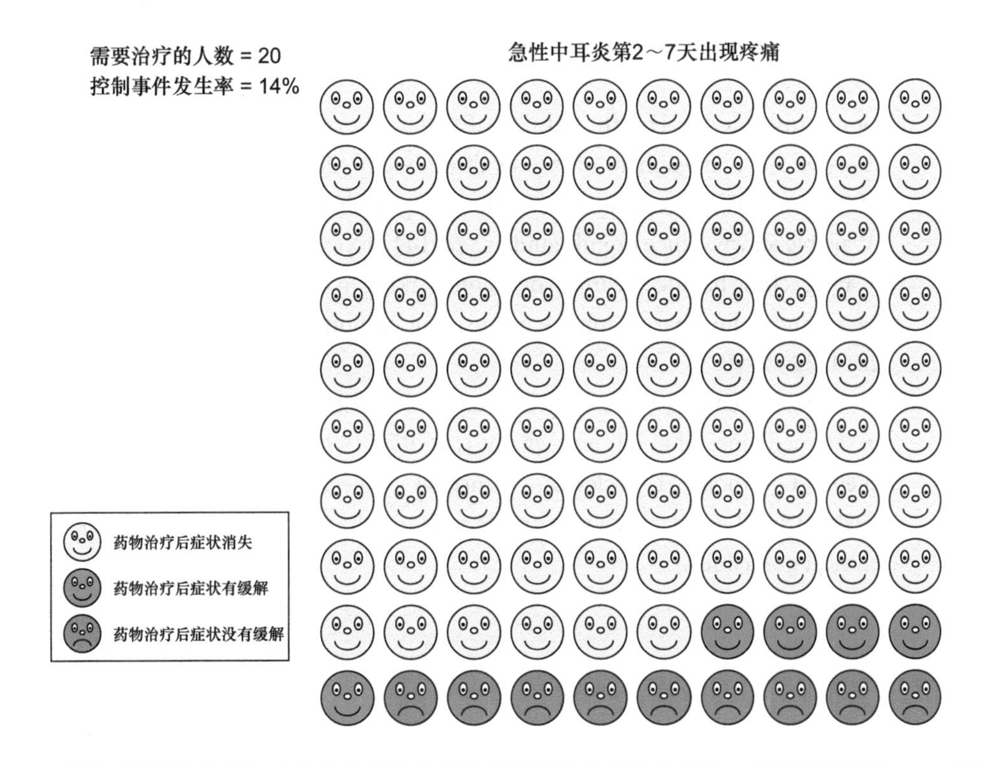

图 8.4　利用“可视性处方”来描述使用抗生素治疗中耳炎的风险和获益，该程序可根据 meta 分析的汇总结果计算出需要治疗的人数，并以图片方式呈现

引自：Edwards A, Elwyn G and Mulley A. Explaining risks：turning numerical data into meaningful pictures. *BMJ*2002；324：827-30. 获得 BMJ Publishing Group Ltd. 许可转载。

目前，患者决策辅助工具的快速开发与信息技术的发展密不可分。患者就医时通常已经通过检索，有了自己的初步想法。就诊时最关键的是临床医生是否愿意解释这些信息，并将其应用于患者的具体情况。

总结

临床决策可以通过使用各种指南、评分系统和基于描述性标准的工具来完成。这些都可以帮助诊断和制定管理决策，包括检查的合理性和治疗计划的规范性。这些决策辅助工具必须在对临床情况进行全面评估的基础上应用和解释，而全面的临床评估需要良好的病史采集、体格检查和沟通技巧。做出诊断后，临床决策将继续进行，并成为临床医生和患者的共同责任。这一部分涉及特定的决策技巧，必须将科学知识与患者的价值观和诉求相结合。

推荐阅读

Adams ST and Leveson SH. Clinical prediction rules. *BMJ* 2012; **344**:d8312.

Ewing J. Detecting alcoholism: the CAGE questionnaire. *JAMA* 1984; **252**:1905–7.

National Institute for Health and Care Excellence. Venous thromboembolic diseases: the management of venous thromboembolic diseases and the role of thrombophilia testing. NICE clinical guideline number 144, 2012. Available at: www.nice.org.uk/guidance/cg144 (accessed 23 February 2016).

Peile E. Teaching balanced clinical decision-making in primary care: evidence-based and values based approaches used in conjunction. *Educ Prim Care* 2014; **25**:67–70.

Sackett DL, Rosenberg WM, Gray JA, Haynes RB, Richardson WS. Evidence-based medicine: what it is and what it isn't. *BMJ* 1996; **312**(7023):71–2.

Shekelle PG, Woolf SH, Eccles M, Grimshaw J. Developing guidelines. *BMJ* 1999; **318**:593–6. [Part of a four article series on the development and use of clinical guidelines.]

第 9 章
临床推理教学

Nicola Cooper[1]，Ana L. Da Silva[2]，Sian Powell[3]

[1] NHS 基金会德比教学医院；英国诺丁汉大学
[2] 英国斯旺西大学医学院
[3] 英国伦敦帝国理工学院医学院查林十字医院

本章要点

- 临床推理的水平直接关系到医疗安全和质量。
- 对医学术语和核心概念的理解是临床推理教学与学习的起点。
- 来自认知心理学、教育理论和专业知识研究的证据让我们深入理解应如何促进临床推理的学习。
- 没有证据表明短期课程能够提高临床推理能力，教与学应贯穿于医学教育全过程。
- 培养临床推理能力最有效的方法是基于真实或虚拟案例的训练，并结合反馈和反思不断提高。

导语

如第 1 章所述，诊断错误在临床中很常见，并且会对患者造成伤害。一项针对内科误诊病例的研究发现，误诊最常见的原因是系统因素和人为因素导致的认知错误，即要么没有获取信息、信息有误或遗漏，要么没有对获取的信息做正确的分析。目前院校教育和毕业后教育的课程都会讲授关于患者安全和人为因素的相关内容，以解决系统因素和沟通因素导致的误诊问题，但却很少关注临床推理和临床决策的教学。

临床推理不应被视为任何课程的“补充”，同时需要更多的教学时间。不仅如此，我们还需要考虑如何重新调整已有的课程，以促进这一重要领域的教与学。本书作者 Rencic、Trowbridge 和 Durning（请参阅推荐阅读）认为，临床推理的广泛性和基础性决定了“它无处不在，应该随时随地进行教学”，并且应像解剖学和生理学等基础科学一样，将其整合到院校教育和毕业后教育的课程中。

然而，这是一项具有挑战性的工作，特别是每位临床教师都应掌握传授临床推理所需的知识和技能。这可以通过经验丰富的临床医生 / 教师所组成的核心小组来讲授课程的核心部分，并为其他临床教师提供初级的技术培训来解决。本章介绍了基于现有证据、专业知识以及临床推理相关教育理论开展临床推理教学的一些方法。

螺旋式课程

“螺旋式课程”是指随着时间的推移、难度的增加、新的信息、新的应用和实践经验的不断丰富重新审视原有主题的过程。

临床推理教学的起点是师生之间对专业术语和重要概念的理解。虽然高水平的临床推理需要广泛的医学知识，但临床推理的一些重要概念将构建这一领域的教学大纲，详见表 9.1。

表 9.1 临床推理教学大纲中的主要内容

主题	分主题
临床技能	有效的沟通 基于证据的病史采集 基于证据的体格检查 医患共同决策 沟通风险
概率	比值比 似然比 验前概率和验后概率 贝叶斯定理的原理
诊断试验的运用与解释	临床概率 敏感性和特异性 预测值 疾病以外的其他因素对检查结果的影响 常用检查（按专业分类）的基本原理。例如，在内科： • D- 二聚体 • 怀疑尿路感染的尿液分析 • 胸痛的 12 导联心电图 • 怀疑 COPD 的肺功能检查 • 腹痛时的腹部超声检查 • 疑似脑卒中的头颅 CT 扫描
临床推理模型	演绎推理与归纳推理的区别 溯因推理 概率推理 因果关系推理 双重认知理论 / 通用的诊断推理模型（请参阅第 4 章）
认知偏差和错误	定义 常见的认知偏差

续表

主题	分主题
人为因素	人类认知和行为的局限性 情感偏见 团队中的有效沟通 SBAR 沟通模型（请参阅第 6 章）
元认知与认知纠偏	理解什么情况下使用认知系统 1 和认知系统 2 传统的认知纠偏方法（请参阅第 7 章） 检查清单 循证医学 正确使用指南、评分和决策辅助工具 使用指南、评分和决策辅助工具的误区
学习临床推理	刻意练习理论 如何有效地构建和存储知识 反思

在本科学习的前 2 ～ 3 年中，应侧重于常见疾病的教学。学习常见疾病的典型表现可以帮助学生建立一个“疾病脚本”库，并且可以在整个培训中不断增加其复杂性。它可以通过病例讨论或真实病例来完成，这是培养模式识别能力的重要基础。应明确每个案例的核心教学点，以确保教学的一致性。应鼓励学生将他们从病史、体格检查和辅助检查结果中获取的信息归纳成问题清单（例如“体重减轻伴小细胞贫血”），而不要直接进行鉴别诊断（例如“可能是胃癌”），这是临床推理教学的重要步骤，例如：

- 确认关键临床信息。
- 语义能力（使用精确的医学术语将信息组合成为较大的单元，这有助于组织和存储信息）。
- 将信息综合成问题（或“问题陈述”，以简短摘要形式表述案例）。
- 建立问题之间的关联。
- 批判性思维，例如建立假设和排除假设。
- 制订一个将患者所有问题都考虑在内的管理计划。

在这个阶段，可以引入临床推理的相关概念，例如基于证据的病史采集和体格检查，诊断试验的运用与解释，概率推理，常见的认知偏差，正确使用指南、评分和决策辅助工具以及医患共同决策。尽管关于临床推理相关概念的讲授能够发挥一定作用，但这并不是最有效的学习方法。学生小组讨论刚刚见过的患者可能更有利于临床推理能力的培养。讨论过程中需要再次明确教学重点，以确保教学的一致性。

在本科学习的后期和毕业后教育的早期阶段，学生积累了很多临床经验，教学应转向巩固知识，并更多反思自己的临床推理过程。重点应该是致力于建立常见疾病的非典型表现和少见疾病的典型表现的知识库。为了达到学习效果，需要更多的临床经验以及在临床实践中强化临床推理过程。

在这个阶段，可以教授双重认知理论和每种思维模式所使用的具体策略；可以练习认知模式识别的技能，同时了解认知偏差对决策的影响；可以学习认知纠偏策略并接受人为因素的培训。随着新信息不断添加到越来越丰富的“疾病脚本”库中，临床推理能力会不断提高。

临床推理的螺旋式课程示意见图 9.1。

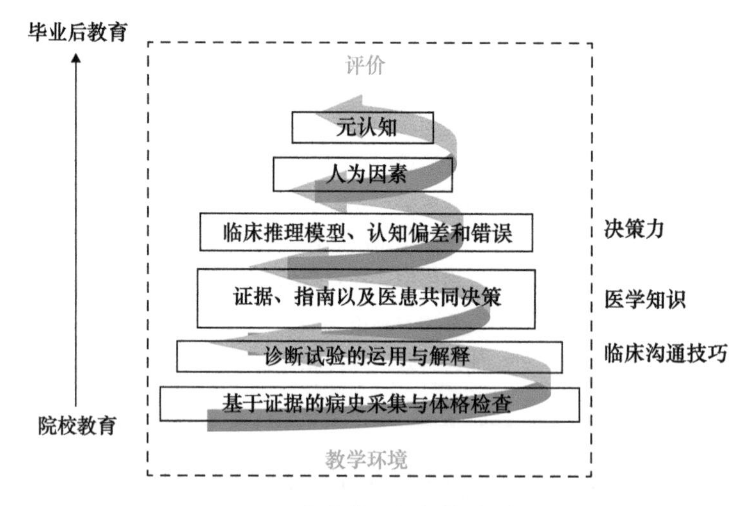

图 9.1 临床推理的螺旋式课程

在螺旋式课程中，随着培训和临床实践难度的增加，主题被不断重新审视。

与临床推理相关的教育学理论

如何构建知识

临床推理不是一项孤立的技能，它高度依赖于知识储备和知识结构。因此，应鼓励学生采用各种方法积累丰富的相互关联的知识。人脑的短期记忆力是有限的，为了克服这种缺陷，临床医生将信息“整合”到较大的单元中。精确的医学术语、问题表述形式和疾病脚本皆是专家整合知识的方法（表 9.2）。整合运用的是长期工作记忆，它被认为具有无限存储能力。经验丰富的临床医生使用这种方法高效地处理和提取信息。如框 9.1 所示，可以鼓励学生使用这种方法。

疾病脚本是丰富的临床经验与扎实的理论知识相结合的产物。学生的临床推理特点是缺乏组织知识的能力。而临床专家大部分时间都是在运用疾病脚本进行临床推理，并使用知识驱动的前瞻性思维和模式识别，大多数学生使用的则是假设-验证思维（图 9.2 和图 9.3）。随着学习者临床经验的不断丰富，他们可以接受专家策略的相关培训。

表 9.2　将信息“整合”成较大的单元，例如精确的医学术语、问题表述形式和疾病脚本。从语义限定词到复杂的疾病脚本，“整合”的复杂程度也不尽相同

术语	定义
精确的医学术语（也称为“语义限定词”）	二元关系的描述，例如急性或慢性、阵发痛或持续痛、刺痛或钝痛
归纳总结（问题表述）	归纳成包括临床背景、病程时间和临床特点的一句话。例如，一位 60 岁男性轻微活动后初发心源性胸痛
疾病脚本	一种诊断识别模式（临床表现或概念框架）——例如，链球菌性咽喉炎＝渗出性咽炎＋发热＋淋巴结肿大，但无咳嗽症状

引自：Ratcliffe TA and Durning SJ. Theoretical concepts to consider in providing clinical reasoning instruction. In：Trowbridge Rl, Rencic JJ and Durning SJ. *Teaching Clinical Reasoning*. Philadelphia：American College of Physicians, 2015.

框 9.1　训练语义能力 / 准确的问题表述

临床教师正在指导一名医学院最后一年的学生，该学生刚刚接诊了一位突发意识障碍的老年妇女。这位学生给患者的丈夫打电话询问了发病的过程，根据患者丈夫的描述完成了病历记录，接下来对患者做了体格检查并阅读了初诊时的检查报告，最后创建了一个问题列表：

问题 1：突发意识障碍

问题 2：肌酐升高

这里学生对每个问题的描述都很模糊。但是，当鼓励学生使用更精确的医学术语来描述患者的问题时，他能够将其重新定义为：

问题 1：谵妄

问题 2：急性肾损伤

在使用更精确的医学术语定义问题后，学生可以迅速从以前学习的知识中提取相关信息，并为每个问题创建全面的学习计划。在接诊这位患者后，鼓励该学生继续阅读与谵妄相关的文献，以巩固专业知识。

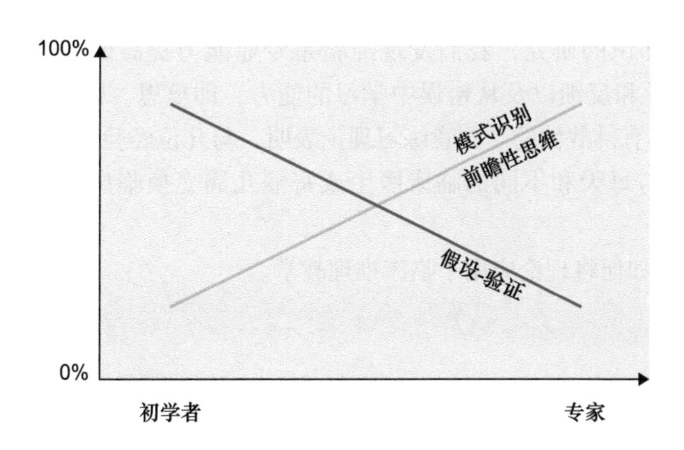

图 9.2　临床专家主要使用前瞻性思维和模式识别，比初学者使用的假设-验证思维更高效

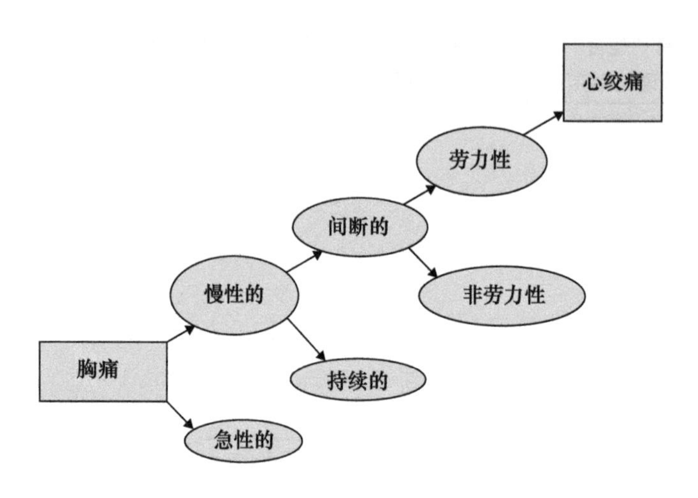

图 9.3　前瞻性思维的例子

临床医生在接受医疗培训过程中，疾病脚本会不断完善。教师可以通过以下方法来鼓励学生构建疾病脚本：

- 接触尽可能多的患者 / 讨论尽可能多的病例。
- 有效的整合知识。
- 有策略地阅读。

当学习者在情境中“读到”患者的问题时（例如，在那天见到患者之后），则促进了知识的概念化而非记忆，而教科书中的知识会以一种更容易被回忆的方式组织在一起。

另一种促进知识构建的方法是使用概念图（或概念树），这可以帮助学习者运用与临床相关的方式整合知识。概念图不同于思维导图，它是一种培养逻辑思维和学习能力的方法，通过将问题建立关联，帮助学生了解单个问题在整体中的定位。这个过程将记忆进行有组织的建构，因此有助于学习者加深对事物的理解，从而促进有意义的学习。图 9.4 给出了一个如何在教学中使用概念图的示例。

刻意练习与专业能力的提高

通过对专业知识的研究，我们发现经验是专业能力提高的核心要素，同时需要有意识的实践、指导和反馈以及从错误中学习的能力，即反思。因此，指导和反馈是非常重要的，但也是具有挑战性的。刻意练习理论表明，与几位经验丰富的临床教学专家一起工作一段时间，与每天和不同的临床医生或每隔几周变换临床岗位相比，可以学习到更多。

表 9.3 总结了如何将理论应用于临床推理教学。

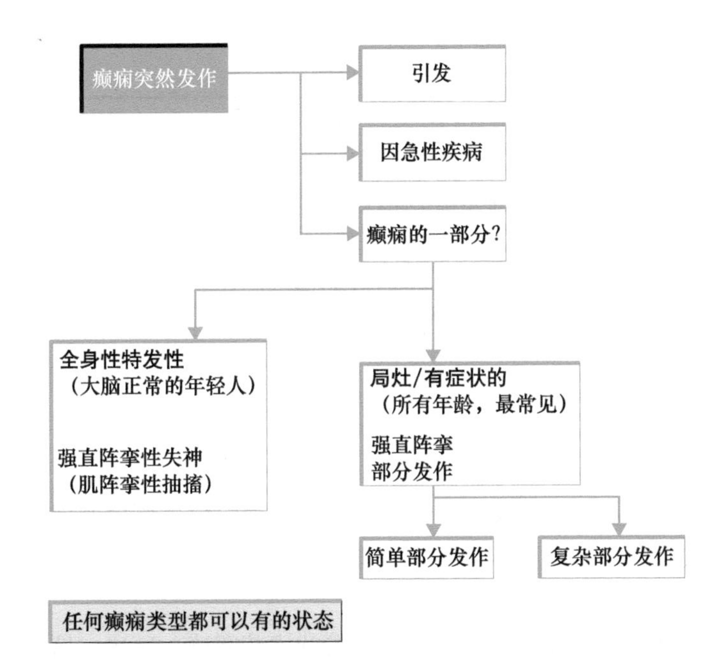

图 9.4　在教学中使用概念图（或概念树）的示例，在看似复杂的临床主题中可促进知识的组织和记忆

表 9.3　如何将理论应用于临床推理教学

教学方法	理论基础
知识体系的构建 • 以疾病脚本的形式存储和提取相关知识 • 关联和应用存储的知识，包括生物医学知识 识别并准确表述问题 • 使用语义限定词 • 培养归纳总结能力 培养非分析性和分析性推理技巧 快思维： • 模式识别 • 直觉和启发式 慢思维： • 假设-演绎推理 • 概率（贝叶斯）推理	信息处理理论
激发监控和改进推理的积极性 • 做出最可能的诊断 • 尝试预测诊断试验结果	刻意练习
寻找并及时给出有关推理的反馈 • 运用检查结果或临床过程做反馈 • 分析并反思临床推理的成功与失败 为进一步实践和持续改进创造机会	自我调节学习

续表

教学方法	理论基础
• 将推理应用于新患者或新问题 • 坚持不懈的练习：增加复杂性；处理不确定性 / 模糊性；根据有限的信息做出可能性分析	

转载经过授权：Ledford CH and Nixon LJ. General teaching techniques. In：Trowbridge RL, Rencic JJ and Durning SJ (eds), *Teaching Clinical Reasoning*. Philadelphia：American College of Physicians, 2015.

教学技巧

临床推理教学需要从学习语义限定词和对临床推理中核心概念的理解开始。这些可以通过特定教学形式来实现，其目标主要是构建知识体系。但是，临床推理能力需要持之以恒的实践才能获得。

正如作者 Del Mar、Doust 和 Glasziou（请参阅推荐阅读）所述：培训初学者决策力和认知纠偏的短期课程对于临床推理能力的培养是无效的。

> 有证据表明，学生学习诊断技能的最有效方法是通过真实案例的训练或模拟案例的讨论，同时接受教师对其表现的反馈。核心要素是实践经验（故事的原型）和反馈（抽象模型和普遍原理）。学生需要接触常见病各种各样的临床表现和一组疾病谱，以便获得诊断所需的“疾病脚本”。在模拟案例中对验证假设做翔实的解释，调整假设并逐步推导出诊断，这种方法对于练习临床推理似乎是有效的。学生还需要在各种各样的临床环境中获得反馈……因为有证据表明很难将临床推理从一种情境转移到另一种情境。

以下是文献报道的关于临床推理教学的方法。

基于案例的教学干预

以解决问题为目的的病例讨论——要求多组学习者提前分析一个或多个临床案例，并重点讨论临床推理过程中的相关问题。

诊断查房——是一种由专家介绍临床病例、分享推理策略的教学形式，讨论过程中临床信息分步骤呈现。一项研究将近 400 名四年级学生采用这种方式学习 23 个病例。在课程前后使用评估个人临床推理能力的诊断思维问卷（diagnostic thinking inventory，DTI），用于评价该方法在临床推理能力培养中的作用。结果表明学生临床推理的灵活性和逻辑性有所提高［Stieger S, Praschinger A, Kletter K et al. Diagnostic grand rounds：a new teaching concept to train diagnostic reasoning. *Eur J Radiol* 2011；78(3)：349-52）］。

整合案例学习法——该活动最初是由临床教师做角色扮演，学生在一旁观察，接下来由两名学生合演“医生”的角色，而其他人则扮演不同的临床角色。随着讨论的进展，不确定性被揭示（根据已有信息建立了假设），产生了鉴别诊断，进一步分析检查结果，“医生”向小组其他成员论证临床推理过程。对该教学方法的定性分析表明，这一过程似乎可以激发学生对临床推理的兴趣，并有助于从见习向临床实习的过渡。

模拟和复盘——该方法适用于高仿真模拟场景，通过复盘，学习者可以借此机会讨论他们在演练过程中的表现。在急诊教学中，这种方法已被用于训练临床推理技能。目前模拟医学已被广泛应用于应急演习和人为因素的教学中。

虚拟病例学习——指模拟真实临床场景的计算机程序。对这项技术的分析表明，它对临床推理技能的提高有积极影响，但与其他非计算机干预相比则无差异。依赖信息技术的干预措施可能会占用大量资源，现在几家供应商可为医学院提供这方面的技术支持，例如 http：//openlabyrinth.ca 和 www.med-u.org/fmcases（2016 年 2 月）。

反思与元认知策略

学习者需要丰富的临床经验，因为临床推理能力受病例及其发生背景的影响。学习者接触的病例越多，他们就越有能力解决新病例中的问题。反思、自我评估和确定自己学习需求的能力与医学专业知识的水平有关，因此为学习者创造机会进行有效反思可以提升临床推理能力。

“暂停”教学法——这种方法用于角色扮演、模拟场景或真实临床教学过程中，教师在一旁观察学习者的表现，并在讨论的关键时刻暂停。询问他们决策和行动的理由：“你为什么问这个问题？”“你对这个结果怎么看？会建立什么假设？”

一分钟教学法——这是一种基于工作的教学技术，适用于学习者刚接触患者时。它包含五个步骤，这些步骤可以帮助学习者“拥有”问题并发现他们的不足：

- 让学习者注意力集中在正在发生的事情。
- 寻找支持证据，即“为何做出该决定”。
- 教一两个通用的原则。
- 巩固和强化临床推理中做得很好的地方。
- 纠正一两个推理错误。

认知强迫策略——（请参阅第 7 章）这些策略可以让临床医生监控自己的思维，也可以用于教学。

临床推理的反思

一些令人信服的证据表明，临床医生需要通过反思以解决实践中的难题，这也是其专业能力成长的一种途径。Donald Schön 对专家如何面对“迷失的困境”的描述是，当专家遇到“迷失的困境”时，无法像常规工作那样依靠固化的知识或非分析性推理策略来解决问题。相反，根据 Schön 的说法，专家首先需要在“行动中反思”以了解状况，然后再做“行动后反思”，以从经验中学习并巩固强化他们的专业知识。

Schön 的主要贡献是认为反思（框 9.2）可能对行动产生直接的影响。大多数用于教学的反思性学习工具都有助于回顾性反思，例如以案例为基础的讨论和重大事件的分析。然而，Schön 建议在临床实践过程中进行反思可以增进互动的效果，因为它是实时发生的。“行动中反思”的临床医生更有可能注意到异常情况，然后可以选择停下来思考他们的想法，即当前的推理策略是否合理，以及他们的思维是否受到认知偏差的影响（框 9.3）。

框 9.2　行动中反思 1

“反思是一种元认知过程，可以发生在情境之前、之中或之后，目的是更好地理解自我和情境，以便为未来的行动提供指导。”

引自：Sandars J. The use of reflection in medical education. AMEE Guide no. 44. *Medical Teacher* 2009；31：685–95.

框 9.3　行动中反思 2

处理临床问题时，在以下几个方面反思可以帮助临床医生做推理：

- 注意到不符合常理的现象，并“停下来思考”，从非分析性推理转换为分析性推理。
- 思考他们的想法，如：考虑得是否全面？遗漏了什么吗？我的判断是否受到认知偏差的影响？
- 让思维过程更清晰。这有助于与患者共同制定管理计划，并对其进行严格评估。
- 应对复杂性——运用分析性思维并花时间来理解临床困境。
- 应对不确定性——通过考虑最坏的情况，来制定应对策略和监控计划。
- 通过解决临床中的难题，强化对临床专业知识的理解和运用。

因此，有人认为反思是在充满不确定性和复杂性的临床实践中的一种学习策略。“停下来思考”（图 9.5）是一种反思性学习工具，可以引导和促进临床实践中的“行动中反思”。旨在促进 Schön 所描述的行为，并结合医学院中教授的假设-演绎推理模型使用。这个框架适用于临床医生遇到的难以用非分析性推理策略（例如模式识别）解决的临床困境，如前文所述，亦可将该框架用于小组引导或“暂停”教学法。

总结

传授临床推理对于教学是一种挑战，需要重新调整现有的教学体系，将课程结构、教学内容和现代教育教学技术结合起来，强调临床推理、医学知识和临床技能的结合。临床推理的教与学必须贯穿于医学教育全过程才能达到效果。临床推理课程的核心部分需要一组经验丰富的临床教师来传授，并为其他临床教师提供一些初级培训。这样的培训也可以帮助临床医生提高自身临床推理能力。螺旋式课程的概念在临床推理中很重要，有多个学习策略可以促进在这一重要领域中的学习和实践。

“停下来思考”的框架

确定问题

- 我注意到了什么?
- 我最初的想法是什么?
- 我对该情况的内在感受是什么?

重新构建问题

- 对于这个问题我还有什么其他想法?
- 我已经确定了什么?
- 这个问题可能会带来什么影响?

建立假设

- 还有什么其他事情需要考虑? （手术适应证，病理生理机制，流行病学，合并症和用药，心理因素，环境因素等）
- 最坏的情况会怎样?

演绎假设

假设?	支持的证据?	不支持的证据?	什么症状或体征应该出现而没出现?
1. 2. 3.			

验证初步假设

- 如何验证之前的假设? （进一步的病史采集? /体格检查? /诊断试验? 随访，即观察随着时间推移病情变化? 诊断性治疗? ）
- 还有什么用目前假设无法解释的信息吗?
- 我是否考虑过患者的想法?
- 我需要现在做诊断吗?

我受到认知偏差的影响了吗?

监测病情并及时发现可能的后果

- 如果我的诊断是错误的，会造成什么后果?
- 我如何监测计划并觉察到任何后果?
- 我是否获取了足够的信息?

行动后反思

- 患者的情况在我意料之中吗?
- 如果将来遇到类似情况，我还需要学习哪些知识、信息或技能?
- 从我的临床推理中学到了什么?

图 9.5　“停下来思考”框架

转载获得授权：Dr S Powell from Powell SE. Feasibility study of a tool that aims to motivate medical students to reflect in their clinical practice. MA thesis, Institute of Education, 2014.

推荐阅读

Bowen JL. Education strategies to promote clinical diagnostic reasoning. *NEJM* 2006; **355**:2217–35.

Del Mar C, Doust J, Glasziou P. *Clinical Thinking. Evidence, Communication and Decision Making*. London: Blackwell/BMJ Books, 2006.

Neher JO and Stevens N. The one minute preceptor: shaping the teaching conversation. *Fam Med* 2003; **35**(6):391–3.

Rencic J, Trowbridge RL, Durning SJ. Developing a curriculum in clinical reasoning. In: Trowbridge RL, Rencic JJ and Durning SJ (eds), *Teaching Clinical Reasoning*. Philadelphia: American College of Physicians, 2015, pp. 31–50.

Schmidt HG and Rikers RM. How expertise develops in medicine: knowledge encapsulation and illness script formation. *Med Educ* 2007; **41**:1133–9.

Schon, D. *The Reflective Practitioner: How Professionals Think in Action*. Basic Books, 1983.

Two Best Evidence Medical Education (BEME) systematic reviews are underway at the time of writing: one on 'educational interventions to promote/teach clinical reasoning' and the other on 'assessing clinical reasoning'. These will be published in 2016 on the BEME website (http://bemecollaboration.org/).

推荐的书籍、文献和网站

普适推荐

Dobelli R. *The Art of Thinking Clearly: Better Thinking, Better Decisions*. Sceptre, 2014.

Gawande A. *The Checklist Manifesto: How to Get Things Right*. Profile Books, 2011.

Groopman J. *How Doctors Think*. Mariner Books, 2008.

Hallinan JT. *Why We Make Mistakes*. Broadway Books, 2009.

Kahneman D. *Thinking, Fast and Slow*. Penguin, 2011.

Sanders L. *Diagnosis. Dispatches From the Frontlines of Medical Mysteries*. Icon Books, 2010. [By the physician who inspired the TV show 'House'.]

Syed M. Bounce: *The Myth of Talent and the Power of Practice*. Fourth Estate, 2010.

适用于教师和学生

Brush J. *The Science of the Art of Medicine*. Dementi Milestone Publishing, 2015.

Del Mar C, Doust J, Glasziou P. *Clinical thinking*. BMJ-Blackwell, 2006.

Kassirer JP, Wong JB, Kopelman RI. *Learning Clinical Reasoning*, 2nd edn. Lippincott, Williams & Wilkins, 2009.

Llewelyn H, Aun Aung H, Lewis K, Al-Abdullah A. *Oxford Handbook of Clinical Diagnosis*. Oxford University Press, 2013.

McGee S. *Evidence-based Physical Diagnosis*. Saunders, 2012.

Shiralkar U. *Smart Surgeons, Sharp Decisions. Cognitive Skills to Avoid Errors and Achieve Results*. Gutenberg Press Ltd, 2011.

Sox HC, Higgins MC, Owens DK. *Medical Decision Making*, 2nd edn. Wiley-Blackwell, 2013.

Stone JV. Bayes' Rule. *A tutorial introduction to Bayesian analysis*. Sebtel Press, 2013.

Strauss SE, Richardson WS, Glasziou P, *Haynes RB. Evidencebased Medicine. How to Practice and Teach It*, 4th edn. Churchill-Livingstone, 2010.

学术专著

Hardman D. *Judgment and Decision Making: Psychological Perspectives*. Wiley, 2009.

Higgs J, Jones MA, Loftus S, Christensen N. (eds) *Clinical Reasoning in the Health Professions* 3rd edn. Elsevier, 2008.

Holyoak KJ and Morrison RG. (eds) *The Oxford Handbook of Thinking and Reasoning*. Oxford University Press, 2012.

Hunink MGM, Weinstein MC, Wittenberg

E et al. *Decision Making in Heallth and Medicine*, 2nd edn. Cambridge University Press, 2014.

Montgomery K. *How Doctors Think. Clinical Judgement and the Practice of Medicine*. Oxford University Press, 2006.

Trowbridge RL, Rencic JJ, Durning SJ. *Teaching Clinical Reasoning*. American College of Physicians, 2015.

文献

Croskerry P. The importance of cognitive errors in diagnosis and strategies to minimise them. *Acad Med* 2003; **78**(8):775–80.

Croskerry P. A universal model of diagnostic reasoning. *Acad Med* 2009; **84**(8):1022–8.

Croskerry P. Bias: a normal operating characteristic of the diagnosing brain. *Diagnosis* 2014; **1**(1):23–7.

Croskerry P and Nimmo GR. Better clinical decision making and reducing diagnostic error. *J R Coll Physicians Edinb* 2011; **41**(2):155–62.

Croskerry P, Singhal G, Mamede S. Cognitive debiasing 1: origins of bias and theories of debiasing. *BMJ Qual Saf* 2013; **22**(S2):ii58–ii64.

52 ABC of Clinical Reasoning Croskerry P, Singhal G, Mamede S. Cognitive debiasing 2: impediments to and strategies for change. *BMJ Qual Saf* 2013; **22**(S2):ii65–ii72.

Dhaliwal G. The mechanics of reasoning. *JAMA* 2011; **306**(9):918–19.

Graber ML. Educational strategies to reduce diagnostic error: can you teach this stuff? *Adv Health Sci Educ* 2009; **14**:63–9.

Graber ML. Incidence of diagnostic error in medicine. *BMJ Qual Saf* 2013; **22**:ii21–ii27.

Monteiro SM and Norman G. Diagnostic reasoning: where we've been, where we're going. *Teaching and Learning in Medicine* 2013;**25**(S1):S26–32.

Norman G. The bias in researching cognitive bias. *Adv Health Sci Educ* 2014; **19**:291–5.

Scott IA. Errors in clinical reasoning: causes and remedial strategies. *BMJ* 2009; **338**:b1860.

Sherbino J and Norman GR. Reframing diagnostic error. Maybe it's content and not process that leads to error. *Acad Emerg Med* 2014; **21**(8):931–3.

Smith BW and Slack MB. The effect of cognitive debiasing training among family medicine residents. *Diagnosis* 2015; **2**(2):117–21.

网站（截止至 2016 年 2 月的信息）

Institute of Medicine's 2015 report, 'Improving Diagnosis in Healthcare'
http://iom.nationalacademies.org/Reports/2015/Improving-Diagnosis-in-Healthcare/Improving-Diagnosis.aspx

Society to Improve Diagnosis in Medicine
http://www.improvediagnosis.org/

Diagnosis – an open access journal
http://www.degruyter.com/view/j/dx

IMReasoning – conversations to inspire critical thinking in clinical medicine and education
http://imreasoning.com/

Clinical Human Factors Group
http://chfg.org/

Clinical Reasoning – teaching resources
www.clinical-reasoning.org

中英文专业词汇对照表

B

贝叶斯定理　Bayes' theorem
被动意识　passive consciousness
病例个案　case history
不良事件　adverse event

C

产生假设　hypothesis generation
沉没成本效应　sunk cost fallacy
初步诊断　working diagnosis
错误　errors
错误链　error chain

D

迭代诊断　iterative diagnosis
队列研究　cohort studies
对照试验　controlled trials

F

反馈　feedback
分析性决策　analytical decision-making
复盘　debriefings

G

概率　probability
概率推理　probabilistic reasoning
概念图（概念树）　concept maps（trees）
根本原因　root causes
共同决策　shared decision-making
沟通技巧　communication skills
惯性诊断　diagnostic momentum
归纳推理　inductive reasoning
归因谬误　attribution error
过度诊断　overdiagnosis
过度自信偏差　overconfidence bias
过早定论　premature closure

H

海因里希比率　Heinrich ratio
忽略概率　neglect of probability
忽视基础患病率　base rate neglect
患者决策辅助工具　patient decision aids（PDAs）
霍桑效应　Hawthorne effect

J

基于案例的教学干预　case-based interventions
基于规则 / 分类 / 确定性的推理　rule-based/categorical / deterministic reasoning
基于证据的病史采集与体格检查　evidence- based history and examination
疾病脚本　illness scripts
记忆偏差　memory biases
价值导向的临床实践　values-based practice
假设-演绎推理　hypothetico-deductive reasoning
假阳性和假阴性　false positives and negatives
鉴别诊断　differential diagnosis
教学大纲　syllabus
教学技巧　teaching teachniques
解压缩原则　unpacking principle
经验　experience
纠偏策略　debiasing strategies
决策辅助工具　decision aids
决策疲劳　decision fatigue
决策偏差　decision making biases
决策支持系统　mindware
绝对风险　absolute risk

K

可得性偏差　availability bias
刻板印象　stereotyping
刻意练习　deliberate practice

L

类别推理　categorical reasoning
临床错误　clinical errors
临床判断　clinical judgement
临床评估　clinical assessment
临床推理　clinical reasoning
临床推理中的反思　reflection in clinical reasoning
临床预测规则　clinical prediction rules
临床指南　clinical guidelines
螺旋式课程　spiral curriculum

M

锚定　anchoring

模拟 simulation
模式识别 pattern recognition
P
排除最坏情况 rules out the worst case scenario（ROWS）
批判性思维 critical thinking
评分 scores
Q
启发式 heuristics
前瞻性思维 forward thinking
潜移默化的学习 learning by osmosis
强制措施 forcing functions
清单 checklists
情感偏见 affective biases
确定偏差 ascertainment bias
确认偏误 confirmation bias
R
人因工程学 ergonomics
人为因素 human factors
人为因素工程 human factors engineering
人为因素训练 human factors training
认知超负荷 cognitive overload
认知错误 cognitive errors
认知纠偏 cognitive debiasing
认知吝啬效应 cognitive miser function
认知盲区偏差 blind-spot bias
认知偏差 cognitive biases
认知强迫策略 cognitive forcing strategies
认知系统 1 type 1 thinking
认知系统 2 type 2 thinking
认知陷阱 cognitive traps
认知心理学 cognitive psychology
任务偏差 commission bias
瑞士奶酪模型 Swiss cheese model
S
社会认知偏差 social biases
视觉错觉 optical illusions
双重认知理论 dual process theory
“双基”原则 two feet principle
瞬间诊断 augenblick diagnoses
思维导图 mind maps
似然比 likelihood ratio（LR）
搜索信息满足 search satisficing
溯因推理 abductive reasoning
算法 algorithms
T
态势感知 situation awareness
通用诊断推理模型 universal model of diagnostic reasoning
推动策略 nudging strategies
W
完善假设 hypothesis refinement
危险信号 red flags
问题陈述 problem representation
问题空间 problem spaces
问题清单 problem list
X
系统性回顾 systematic review
现状偏见 status quo bias
陷阱 pitfalls
信念偏差 belief bias
行动后反思 reflection-on-action
行动中反思 reflection-in-action
修正假设 hypothesis modification
虚拟病例学习 virtual learning patients
循证医学 evidence-based medicine
Y
演绎推理 deductive reasoning
验前概率 pre-test probability
验证假设 confirmation of hypothesis
一分钟教学法 one minute preceptor
以解决问题为目的的病例讨论 problem-solving clinical seminars
隐性知识 tacit knowledge
语义能力 semantic competence
语义限定词 semantic qualifiers
预测价值 predictive values
预警 caveats
元认知 metacognition
元认知策略 metacognition strategies
原始的无意 brutish automatism
Z
“暂停”教学法 time outs
诊断查房 diagnostic grand rounds
诊断错误 diagnostic error
诊断试验 diagnostic tests
诊断思维问卷 diagnostic thinking inventory（DTI）
整合案例学习法 integrated case learning
知识欠缺 knowledge gaps
直觉决策 intuitive decision-making
指导 coaching
指南 guidelines
助记词 mnemonics
专家直觉 expert intuition
状况、背景、评估、建议沟通模式 SBAR（situation，background，assessment，recommendation）system of communication
自主意识 active consciousness